終末期の保健福祉

佐藤　進　　編
桑原洋子

信山社

幕末期の守護神社

佐藤 一進
桑原羊子 編

雄山閣

はしがき

　〈安楽死〉問題が,はじめて2007（平19）年8月第7回司法福祉学会で採り上げられ,学会第六分科会で,看護学関係者,保健医療関係者（医療関係,看護関係,終末ケア従事医師）に加え,「福祉」関係法学者で,癌と安楽死問題の生々しい報告が行われた。「安楽死」論はともかく,今日,人間の生と死の間にある癌疾病患者をめぐる,〈終末ケア〉の在り方が論ぜられたことは,「福祉」関係学会の新しい方向と高く評価されたといってよい。

　〈福祉〉といえば,多くの各関係学会が存在するが,〈安楽死〉を1つの対象に,学会が人間の生と死をめぐる人間の〈癌〉問題とあわせた形で,この問題に関係する,保健医療なる心の看護学,保健医療学,さらに社会保障法学者が,人間の生と死をめぐる問題について人間の終末ケア,ホスピスをめぐる問題対応に注目し,後述のように,現代の目前の多様な生活問題として〈生体肝腎移植〉をめぐる韓国への腎移植旅行,また臓器移植をめぐる古くして新しい問題提起を試みた。加えて,安楽死を対象に提起した問題はともかく,今日死に直面している人間の生存を中心に,現実と明日の問題を,〈福祉〉問題として改めて提起したことは,きわめて注目すべきことである。そして,この学会企画をベースに,1つの福祉教育的視点から本書を取り上げるにいたったのである。

　2007年の司法福祉学会が,子供の問題への対応のみならず,この領域をこえて,福祉法研究者と関係実務家が,いま,今日,明日の問題をこえる,高齢化社会の,病む人々の保健医療と看護問題を採り上げたことは,人間の生存にかかわる問題を多角的,多面的に研究者,実務者に,改めて「福祉」と関連科学とのかかわりへの広角

の視角と,この困難な関連領域への広域的,包括的対応の新しい学問への道を提起したと考えている。

本書は,司法福祉研究者の司法福祉学会の桑原洋子教授の発想と司法福祉学会の学会代表の前野先生,ならびに第7回福祉司法学会第六分科会に新しく参加招請をうけた筆者を含めた研究者の所産であり,この著作に賛同された諸先生に改めて深く謝意と敬意を表し,あわせて刊行に協力された信山社の袖山貴社長ならびに編集担当の稲葉文子氏に感謝を表しておきたい。

　　平成20(2008)年8月

　　　　　　　　　　　　　　　　　　　　　　　佐藤　進

目　　次

はしがき

1　多様化する個人生活と福祉——行財政の現状と展望——

はじめに——人間の生死をめぐる生活問題の多発をめぐって—— …………2
（1）問題の多様化による個人と地域——行財政の対応——………2
（2）農村地域，農村労働力の変化と地域生活の変貌 …………2
（3）国際的な経済グローバリゼーションショックとその崩壊 ……………………………………………………………3
（4）社会福祉関連諸事実の多発と政策対応の弱さ …………4
（5）人間社会の生活問題と個人，親族地域の対応 …………6
（6）憲法25条1・2項の生存権保障の意味とその内実化とは ……………………………………………………………7
（7）安楽死を生み出す社会的背景から，その超克の世界に向かって ……………………………………………………9

2　人間の生死と〈安楽死〉——安楽死概念とその内実化——

Ⅰ　長寿化社会における「安楽死」希求と安楽死問題 …………12
Ⅱ　安楽死の希求からその克服をめぐって ……………………14

3　人間の再生医療——臓器移植法の制定とその動向——

はじめに……………………………………………………………18
Ⅰ　再生医学とiPS細胞の樹立 ……………………………………20
Ⅱ　人の出生をめぐる諸問題 ………………………………………22

（1）胎児条項とその周辺 …………………………………………22
　　（2）重症新生児の医療 ……………………………………………23
　Ⅲ　脳死および臓器移植をめぐって ……………………………………25
　　（1）脳死は人の死か ………………………………………………25
　　（2）臓器提供先の特定の認否 ……………………………………28
　Ⅳ　終末期医療における自己決定権 ……………………………………30
　　（1）インフォームド・コンセントの原則 ………………………30
　　（2）終末期医療のガイドライン …………………………………33
おわりに ……………………………………………………………………39

4　終末期の医療と安楽死──オランダをモデルとして──

はじめに ……………………………………………………………………42
　Ⅰ　安楽死とは ……………………………………………………………43
　　（1）安楽死の定義と分類 …………………………………………43
　　（2）安楽死と尊厳死の違い ………………………………………44
　　（3）安楽死の可罰性と判例の立場 ………………………………45
　Ⅱ　安楽死制度導入の軌跡 ………………………………………………47
　　（1）オランダ刑法および死体処理法における安楽死の位
　　　　 置づけ ……………………………………………………………47
　　（2）安楽死に関する判例法の展開 ………………………………48
　　　（a）ポストマ医師安楽死事件（1971年）………………………49
　　　（b）スホーンハイム医師安楽死事件（1982年）………………49
　　　（c）アドミラール医師安楽死事件（1985年）…………………51
　　　（d）シャボット医師安楽死事件（1991年）……………………52
　　　（e）シャット医師安楽死事件（1996年）………………………53
　　　（f）フィリップ・ストリウス医師安楽死事件（1998年）……54
　　（3）安楽死のガイドライン策定と国会における立法的解

　　　　決 ·· 55
　　　(a) ガイドライン策定 ·· 55
　　　(b) 立法に至る過程 ·· 56
　Ⅲ　安楽死制度の体系 ·· 57
　（1）オランダにおける安楽死の位置づけ ························ 57
　（2）オランダ安楽死法の概要 ······································ 58
　　　(a) 注意深さの要件 ·· 58
　　　(b) 刑法の改正 ··· 59
　　　(c) 遺体処理法の改正 ··· 60
　（3）地方審査委員会〈Openbare Terechtstellings Dienst〉
　　　（public prosecution service） ····································· 60
　Ⅳ　安楽死等の現状 ·· 62
　（1）安楽死の実施件数 ··· 62
　（2）患者の明白な要求のない生命終結行為 ······················ 63
　Ⅴ　安楽死における専門職の関与 ······································· 64
　（1）ホームドクターの関与 ··· 65
　　　(a) 専門医とホームドクター ·································· 65
　　　(b) 医師の安楽死への関与 ······································ 66
　　　(c) 安楽死とホームドクター ·································· 66
　（2）ソーシャルワーカーの関与 ··································· 69
　Ⅵ　安楽死に関わる援助の視点 ··· 70
　（1）専門職の関与の必要性 ··· 70
　（2）アサーションな援助 ·· 71
　（3）社会福祉におけるアサーティブを活用した専門職の
　　　関与 ·· 73
　Ⅶ　安楽死モデルの限界と日本の今後の課題 ······················· 74
　おわりに ·· 75

5　がん疾患と安楽死──医学的対応から包括的システムへ──

Ⅰ　がん疾患をめぐる安楽死
　──医学的対応から包括的システムへ── ……………………80
Ⅱ　安楽死を依頼されるとき
　（1）身体的苦痛と実存的苦痛 …………………………………82
　（2）がんと苦痛（臨床の現場から）……………………………82
　　(a)　身体的苦痛から安楽死を願う ……………………………82
　　(b)　実存的苦痛 …………………………………………………84
　（3）苦しみを和らげる ……………………………………………87
　　(a)　痛みの治療 …………………………………………………87
　　(b)　鎮　　静 ……………………………………………………88
Ⅲ　包括的な緩和ケア体制に向けて ………………………………89
　（1）病気ではなく人を見る ………………………………………90
　（2）新しいニーズに応える，システム論的思考 ………………92
　（3）システム論的保健政策　Population Health ………………97
　　(a)　システムの考え方をベースにする Population Health ……97
　　(b)　包括的システムにおける相互作用の組織的意味 …………97
　（4）成果を出す ……………………………………………………98
　　(a)　わが国における連携について ……………………………98
　　(b)　お わ り に …………………………………………………102

6　がんをめぐる看護学

Ⅰ　現状と到達点 ……………………………………………………106
　（1）終末期にある患者の看護を方向づける看護の考え方 …106
　（2）終末期にある患者の家族への看護 ………………………109
　（3）看護師の役割と医療チームにおける連携 ………………113
Ⅱ　がん患者の生と死を支える看護 ………………………………117

（1）がん患者を取り巻く医療・療養環境 ……………117
　　（2）がん患者の生き方の支援 ………………………123
　　　　(a) 患者のナラティブから ……………………125
　　　　(b) 生き方の自己決定プロセス ………………128
　　　　(c) 自己決定を支える語り合える関係 ………130
　　（3）安楽死をめぐる諸問題——看護の視点から—— ………131
　Ⅲ　日本人の死生観からの介護，終末期ケアをめぐって ……135
　　（1）日本人の死生観 ……………………………136
　　（2）がん終末期における家族ケア ……………………143
　　（3）終末期看護をめぐって ……………………………145

7　生体臓器移植——徳州会病院事件をめぐって——

　は じ め に ………………………………………………150
　Ⅰ　徳州会病院腎臓売買事件 ……………………………151
　Ⅱ　臓器移植法運用指針（ガイドライン）の改正 …………152
　Ⅲ　親族からの生体臓器の提供 …………………………154
　Ⅳ　病気腎の移植について ………………………………155
　Ⅴ　病気腎移植と医療過誤 ………………………………158
　お わ り に ………………………………………………160

8　安楽死と関係刑事事件

　は じ め に ………………………………………………162
　Ⅰ　安楽死の概念 …………………………………………162
　Ⅱ　積極的安楽死 …………………………………………164
　Ⅲ　消極的安楽死 …………………………………………167
　　（1）合法化の根拠 ……………………………………168
　　（2）死の不可避性 ……………………………………168

（3）患者の意思 …………………………………………………169
　（4）中止の対象となる医療措置 ………………………………170
　Ⅳ　間接的安楽死 …………………………………………………171
　おわりに ……………………………………………………………172

9　人間存在の今日的課題——保健医療保障と福祉——

　はじめに ……………………………………………………………176
　Ⅰ　人間の生命と保健医療保障を含む快適生活環境の権利実現に向けて …………………………………………………………176
　（1）長寿化時代の新しい保健とその対応 ………………………176
　（2）新しい終末ケアとその具体化は……………………………178
　Ⅱ　生命の真の問題と広角視点について ………………………179

10　司法福祉と人間の生死

　はじめに ……………………………………………………………182
　Ⅰ　司法福祉の概念と対象………………………………………184
　Ⅱ　人間の死亡の時期……………………………………………187
　Ⅲ　死による人間の客体化………………………………………190
　Ⅳ　安楽死に関する民法上の問題点 ……………………………191
　おわりに ……………………………………………………………193

1

多様化する個人生活と福祉
―― 行財政の現状と展望 ――

終末期の保健福祉

はじめに——人間の生死をめぐる生活問題の多発をめぐって——

（1） 問題の多様化による個人と地域——行財政の対応——

　人間の生活問題は，資本主義的社会において，いつの時代においても生産手段の変化と労働生活の変化により，人間の消費，労働生活の変化をもたらしてきた。この変化が，生産手段の変化による家族労働，農業生活に現われてきたのは，初期資本主義が第一次産業の林業，農業，漁業労働の労働力の投下に依存してきた農村労働にみることができるのである。家族内人間労働力の総出で，田植えをし，虫，草取りをし，秋の収穫期には家内総出で稲の刈取りをし，時には近隣の協力をまつ地域一せいの総出による農業生産労働の収穫化に終始した（もちろん地主の下での低小作収入である）。しかし，今日の農業生産は，機械化したとはいえ農業労働力の高齢化や低収入下の労働で若年労働力は（都市へ）流出し，荒れはてた農村田畑の放棄とともに，収益度の高い無季節のビニール農業や労働集約的な農業大型化・企業化に転化し，この農業改革も，中国その他からの農産物の流入で競争下の農業生産に耐えられなくなっている。

　農地経営は契約労働に転化し，放棄されたこの契約農地の大農化が生み出され，往時の家計補充的低賃金〈出稼労働〉が変質をみているのである。かつての貧困農村の〈出稼型〉労働が変質し，農村は一家離散の労働力給源へと転化していったのである。いうまでもなく，農村労働力は，公共政策に類似する建設労働力給源などに転化していったといってよい。

（2） 農村地域，農村労働力の変化と地域生活の変貌

　この農村地域にみる，一家貧困による農村労働の変化によって，この労働を支えてきた，家計補充的低賃労働による地域連帯感は消失し，第二次大戦後の日本経済の復興と地域にみる地域社会の非連

帯感や,昭和30年以降の高度経済成長政策の展開は,産業社会の変化と若年労働力の農村過疎地域から都市への雇用を求める流出,家族生活の分解を伴う中高年労働力の都市出稼ぎ労働化,加えて女性労働力の雇用化は,広く都市労働者の所得上昇と農村労働社会の低所得をそのままに,社会開発の転化への推進をみせてゆく。このような変化をみせてきた日本戦後経済の展開・発展は,貧しい日本を富裕化していった事実を否定しえない。しかし,日本経済の成長基盤のぜい脆性は個人ならびに地域間格差を一層増大化し,新興産業の展開など,わが国の既存中小企業の階層分化とともに,高度経済の展開・発展を国際経済によって――アメリカのオイルショックや通貨改革はじめ,産油国によるオイルショックによって――動揺を生ぜしめるにいたった。このショックは,わが国の高度経済成長政策と政策行動の後退化を招き,一方北欧型「高福祉高負担」への道を,福祉政策の公費負担による措置福祉政策から,アメリカ型の自立自助型自己発展型福祉行財政への転換をもたらすことになった。ことに高齢化社会にみる公的財政支出諸要因は,財政合理化と対応して,構造改革にみる小泉政策姿勢に反しえない情況がみられた。

(3) 国際的な経済グローバリゼーションショックとその崩壊

このような国際的な経済グローバリゼーションとその崩壊とショックは,日本における「福祉」へのインパクトを与えることになり,豊かになった現在はともかく,その底辺に不安定さを残したわが国のような経済的,社会的福祉インフラの弱い国においては,ことに公費負担の公的行財政支出によって福祉を賄ってきた国においては,すでにのべてきた高齢化社会,ならびに少子社会での問題女性の社会的進出への対応がおくれてきた国に対し大きく現われ,高齢化社会への包括的諸施策の破たんは,相互に依存の弱かった制

度政策の矛盾を生じせしめてきた。たとえば，欧米諸国にみるような社会的協力が，キリスト教にみる慈善的な協力心やそのような団体による，いわゆる援後救済施設の多様化と，援助協力者の多さが，社会的，公的施策への依存心を少なくしてきたこと，とりわけ地域のCommunity 社会の活動にとっての代替的役割を果してきたのである

（4） 社会福祉関連諸事実の多発と政策対応の弱さ

さらに，これに加えて，今日の青少年の非行，地域での子供の非行に対する両親の対応力の弱化にあわせ，犯罪現象の増大に対する公的機関による対応不足への要望をみることができるのである。いわんや，わが国の今日の行財政合理化ベースの構造改革の進行への対応と，この日本の構造改革社会にみるギャップを，子供の問題，両親の問題にみるとき，まさに多くの問題が露呈しているといえるのである。たとえば，児童福祉サービスへの行財政の対応は，児童福祉サービス関係の多様な保育ニーズの充足（認可保育施設と各種の補完的施設に対する不備）に加え，児童自立支援関係施設（児童養護施設，乳児院，児童自立支援施設，情緒障害児短期治療施設，母子生活支援施設），障害児者施設（保健総合施設，早期発見施設，在宅福祉サービス，施設の多様化に対する不備）ならびに児童関係行政機関対応，さらに関連司法福祉機関などの不備の多様をきわめつつも，その専門従事者ならびに地域ベースの施設不足は十分ではないのである。これは児童の事例をあげたにすぎないが，これにとどまることはないといってよい。

しかし，今日，地方自治体行政構造改革にみる三体一体改革は，富裕財政行政体にとっての至上命題としてはともかく，多くの地方自治体は，自治体の財政合理化を自治体ベースで実施していることは否定できない。しかし〈地方の住民都市生活〉に関係ある町民末

端行政は，各種の町の集会において，犯罪を街からなくす住民による自衛運動や，都市環境改善，美化運動などの関心を提起していかざるをえない画一的な地域行政が進行する。〈福祉〉の町づくり問題として，多くの市町村ではこれらの問題が採りあげられ，「地域福祉」用語が，「市民の自主組織による福祉」用語と同義語として動いていることも事実であり，国の財政合理化が，地域住民による福祉活動促進として行政が動いていることがみられている。

行政権限の行動の抑制は，公的措置に代る住民福祉が民営化福祉に代位し，これを一例として福祉民営化による契約福祉が支配していることは，とりわけともかく，専門従事者，施設にまたねばならない高齢化社会保健医療，介護と高齢者の疾病増大と保健医療費増大，介護保険費負担増大があり，一方，保険医療，介護従事者不足，一方契約福祉化にみる民営施設増大と自己負担，利用者費用負担は，契約福祉によるその効率，効果が絶対的営利なものでないことが立証されつつある。また，濫立する福祉企業の営利競争はいうまでもなく，福祉従事者の低所得，住民層の低所得，無所得層の貧困をもたらし，政策のきびしさは一層であり，この層に対する低度の最低賃金額による生活維持，これと結びつく生活保護法の法定給付水準と社会扶助制度の不備を生み出している。

さらにこれらの制度は成熟したといわれる平等保障と自立促進の理念さえ，十分機能しない身障者援護関係法と，契約福祉に支えられた援護関係法施策とその負担と政策効果など，福祉国家に値いしない施策の展示にとどまっている実情にみられるのである。生活保護層の自殺現象，失業や雇用不安中小企業の経営不安にみる自殺現象はいうまでもなく，明日の日本を支える若年層の将来不安と集団自殺の諸現象，その現象の多様化にあわせて，家族間の人間的なひずみ現象にみる統合的機能の喪失現象は，今日の一見豊かな日本社会の日常的現象と化しているのである。「豊かな社会とは」が，改

めて問われる〈豊かさ〉が，普通の人間の生と死に結びつき，多くの多様化現象に人間の自立自助，自己発展に即応しえない，しかも国家の政治，行財政が対応しえない現象は，自己予防で対応せよといっても，セイフティーネットなしには対応しえないといってよい。

　第2次大戦後当時の飢餓社会においては，失われなかった共存社会感によって，何ほどの現代犯罪の多発，連帯感に支えられた貧困農村——有力な失業対応の農村家族，地域社会——の絶望的な危機が見られていたであろうか。当時は，日本国憲法25条のいう生存権保障の行財政さえ不十分な日本社会で，その社会のなかで生きていた人間の生存を支えたものは，何だったのであろうか。西欧諸国でみられた社会的支出に支えられていた，同じ財政による社会主義的人間の生存基盤は何であったのであろうか。歴史的な人間生存と権利意識を支えてきたキリスト社会の倫理，道徳であったのであろうか，生存権保障とはいわない社会保障規範の社会であったのであろうか。

（5）　人間社会の生活問題と個人，親族地域の対応

　今日社会人間の生活問題は，個人の生活費責任が強調政策され，個々人，家族，地域（そして各地域実情にみる地域・自治体）の諸事情，加えて市町村，都道府県の行財政実情によって異なっている。筆者の新潟県下の中越大地震，また柏崎市の被害情況とその対応をみても，個々人の被害に対する個々人の財政対応によって異なるし，国の建設被害に対する救済財政や各市町村の再建政策はともかく，その後その在り方は，住民の地域被害に対する各市町村，そして個人の保有資産などによって異なる。このことは，個人の疾病，傷害の場合とも異なり，その家族情況，疾病，傷害に対する社会保障，社会福祉法の給付態様によっても異なるのである。法人や，家族の扶養能力の差によって，ことさら格差がみられてきているのである。

日本国憲法は，その25条により，国民の生存権保障とその実現を明示し，その25条1項と2項の法意も異なっている。なるほど，憲法25条の法意は，国の国民に対する生存権保障に関しては，誰しも生活維持に関して困難な場合に国の生活保障の，国の義務による権限を行使するのではない。この法意は，わが国の自由な資本主義社会を前提とする国の公的プログラムで，公的な道義的な政策宣言にとどまっているとする。地域での企業の倒産による企業解雇の発生は，直ちに，個々の市町村を通じての総合的救済的対応を実現するものではない。行政なら，法は，日本の社会は，自由な資本主義の社会で，生存権保障の底辺には，個人の自由な企業への就業による所得とその維持による家族生活の維持——政府のいう自立自助——にみる自立自助が強く働いているからである。資本主義における憲法25条の生存権は，この前提の上で，国の公的扶養が働くことになっているのである。

（6） 憲法25条1・2項の生存権保障の意味とその内実化とは

さて，国の憲法25条2項はその内容には問題があるが，公的プログラムの実現にあわせて，「社会保障」，「社会福祉」，「公衆衛生」の3つの施策によって国民の生存権維持を図るとしている。この条項を通して，①「社会保障」とは，②「社会福祉」とは，③「公衆衛生」とはを，この抽象的な言葉の内容とそれによる国民の生存権の内容づけを込めているのである。①「社会保障」は，資本主義では，国力ではなく生産資本を所有する資本家と，労働を保有する労働者とを中心に，自由な資本家＝企業家階層と自由な労働力商品しか保有しない労働者との〈労働力取引〉契約（労働契約）を媒介に生産活動（利潤追求の）を営み，労働の対価として，労働条件基準（労働時間とその管理——休日，休暇，休憩と8時間労働など快適な作業

環境と労働安全，労働衛生）をベースに，労働の対価としての〈賃金〉を，その契約によって支払う社会の仕組みのもとで，賃金によるくらし維持を創造している。しかし，このことは，公共的な保健医療労働，看護労働というも，介護労働というも，この原則によって動いており，〈公共労働〉という規制で，単純に処理すべきものではない。公共労働による，働き手の団結の権利や，団体交渉の権利や，ストライキの権利を抑止しうるものではない。日本国憲法27条は，勤労者の生存権保障にかかわって，憲法27条で労働条件の公的規則（労働基準法）や，憲法28条で，勤労者の自己的な団結（労働組合結成の権利）や団体交渉の権利や，ストライキ権保障を高めているのである。

　人間の尊厳と，快適な労働環境下での人間に値いする労働，これを前提とした，快適にして，適切な労働の実現が，今日 ILO の労働基準のもとで求められているのである。

　すでに指摘してきた，①「社会保障」とは，②「社会福祉」とは，「公衆衛生」とはが，各国によって求められているが，国の在り方で違いがある。ここで，簡単に説明しておこう。

　①「社会保障」とは，経済生活の維持のための「経済保障」（社会保障制度と社会的公費負担制度による）といわれ，その適用の政策的相違が存するが，第1に保険制度は受益者の保健医療保障（健康医療）第2に障害，老後，遺族の生活に関する，公的年金（障害，遺族）保障，第3に労働災害，職業病保障保険，第4の失業，雇用保障保険。

　なお，保険料拠出＝給付にかかわる保険制度に加え，社会的公費負担制度という，保険料支払能力の無能力や能力欠如にかかわる公費負担による生活保護法の諸給付がある。

　このほか，西欧諸国では，この種の所得保障の補足制度として社会扶助制度が，公的拠出として制度化されている。

② 「社会福祉」とは,所得保障を意味する経済給付制度ではなく,社会的要援護層である,児童,障害者,高齢者,母子層,また,移民層などに対する,専門従事者による社会的援護,相談,能力開発にかかわる対人援護サービスを提供するものをいう。

ここには児童福祉法,障害者福祉支援法,高齢者福祉法,母子福祉法などが含まれる。この法は,在宅,施設などによる支援サービスが中心となる。

③ 「公衆衛生」とは,今日社会的生活危険事故ともいうべき,公害対策,危険有害などの薬害,さらに生活環境破壊のごみ処理対策などを含め,国民の快適な生活環境保全整備事業サービスや,地域での住宅,住居環境整備,保全サービスをいう。

この戦後日本の憲法25条は,世界で普遍的な人権と,生活保障を具体化し,戦後のプログラム的宣言とは異なり,その国民の憲法25条1項の生存権保障を平等原則により,その内実化情況の実現も違っている。それは,法でいう最低生活保障状況の内実化とは異なってきているし,このことは,公的支出によっている社会的拠出原理をとる西欧のドイツ,フランスの社会権憲法下の社会保障制度状況とも異なっている

(7) 安楽死を生み出す社会的背景から,その超克の世界に向かって

今日,安楽死などの用語にもかかわる難病,奇病という疾病などの生と死とにかかわる,がん疾患などに対する生きがい,また再生福祉サービスの包括的,サービス体制の強調とその内実化を図る保健医療,看護サービス領域でのグループ対応が行われつつある。西欧諸国で,各医療保健施設で,またわが国でもわずかに展開をみている。すでに前述したが,オランダなどにみる西欧諸国での安楽死肯定はともかく,終末ケアに保健医療の領域にいうまでもなく,地

域で,個人で,終末ケア,ホスピスの看護領域で取り組まれている現況は,がん疾病,難病,医療困難な領域で,「死」そのものを当然として肯定する以前に,単に死の時間の測定以前に〈生〉の関係者の自己実現によって〈生〉そのものを肯定する。臨床的対応としてとあわせて,予防的体制整備に公的包括対応を求めてきた今日への,いや,明日への歩みがあったといわざるをえないのである。

　福祉先進国として,わが国はそのつど的対応に終始してきた理論と経済に対し,先駆的かつ科学的対応を求めてきた西欧先進的な国々の歩みと,わが国の歩みとの間には,何か違いがあることを痛感するのである。

〔参考文献〕
　林勝彦編『安楽死,生と死をみつめる』(日本放送出版協会,1996年)
　渡辺淳一『いま脳死をどう考えるか』(講談社,1991年)
　フランソワ・サルダ,森岡孝彦訳『生きる権利と死ぬ権利』(みすず書房,1988年)
　町野朔ほか『安楽死,尊厳死,末期医療』(信山社,1997年)
　黒須三恵『脳死移植法を考える――法医学者からみた脳死,臓器移植問題』(信山社,1994年)
　名古屋弁護士会編『脳死と臓器移植――見えざる死をみつめて』(立法出版社,1993年)
　町野朔＝秋葉悦子編『脳死と臓器移植』(信山社,1999年)
　山崎章郎監修『ホスピス通信』(講談社,1996年)
　金川琢雄『現代医事法学』(金原出版,1994年)
　「特集・医療安全と法」ジュリスト1323号,(2006年11月)
　「特集・医療・介護,障害者福祉改革」ジュリスト1327号 (2007年2月)
　「特集・医療と法」ジュリスト1339号 (2007年8月)
　「医療と法の最先端を考える (第1回〜第4回)」ジュリスト1344号 (2007年11月)
　宇都木伸ほか編『医事法判例百選』別冊ジュリスト183号
　佐藤進ほか編『社会保障法判例百選〔第4版〕』別冊ジュリスト191号

(佐藤　進)

2

人間の生死と〈安楽死〉
──安楽死概念とその内実化──

Ⅰ 長寿化社会における「安楽死」希求
　と安楽死問題
Ⅱ 安楽死の希求からその克服を
　めぐって

● 終末期の保健福祉

I 長寿化社会における「安楽死」希求と安楽死問題

　高齢化社会と長寿化社会の到来により疾病，負傷の保健医療での長期化と医療費の増加，自己負担保険化，公費負担の場合も，障害者医療費の自己負担増大と生活維持の困難，そして，自殺，医療費負担者家族による虐待，これに拍車をかけ病院での医師不足，介護師，リハビリテーション専門職不足，ヘルパー不足，高齢者・傷病者家族ケアの弱化などが，多発している。

　ここで，〈安楽死〉を望む場合は，在宅，病院での長期ケアと費用負担の負担能力ある場合はともかく，本人，家族とも死にたい願望が強くなる。

　〈安楽死〉願望が非常に強かったのは，昭和50～60年代で，ことに北海道の札幌で心臓移植の和田博士の実践，その希望とその成否の効果が，医療保険と利用者の負担とあわせて強まった。この問題は，高齢化とその家族のあわせて〈安楽死〉への希求と，安楽死を合理化する臓器移植法の制定により，法的な死の刑からの解放がみられている。しかし安楽死容認の案件への希求の強さが，関係者の〈安楽死〉への研究，著作を増大したといってもよい。しかし〈安楽死〉よりも，1日でも生きて，生のあかしの強さが強まるにつれ，安楽死対応よりも，より生きたい，への対応の強化がみられてくる。それに伴い，このことが，病院での癌や死の予見よりも，生への終末ケア対応の病院を増大してゆくことになる。

　80年代以降1990年代，終末ケアの病院部門の増加傾向は，2000年代においても漸次増加をみる。

　当初，安楽死問題は，生と死とをめぐる法的・医療的部門の論議にとどまっていたものが，人間の生命が伸長し，高齢者の増加による高齢者社会の到来の世論状況が，安楽死問題への関心を深めて

いったことは論をまたない。安楽死論は，政治問題においても早い時代にあり，この動きはアメリカの医学界での，死への対応のテンポの早さが世論をたかめていったといってよい。「安楽死」の正確な定義と要件緩和は今日なお，明確なものがあるわけではない。ただ「安楽死」の法的規制から犯罪的行為から解放しうるかの行動的事案のあることは事実である（NHK人権プロジェクト『安楽死——生と死をみつめる』NHK出版，1996，16〜17頁）。

わが国での時代状況についてかんたんに指摘したが，安楽死へのきわめて詳細な分析を行ったのは，宮川俊行『安楽死の論理と倫理』（東京大学出版会）で，以下これによってみる。

① 行為と死と因果関係の観点からの視点をつぎのように分析した。
  ⓐ 積極的安楽死（作的安楽死）
  ⓑ 間接的安楽死（結果安楽死）
  ⓒ 消極的安楽死（不作的安楽死）
② 何が無意味な生存かの観点から
  ⓐ 尊厳死的安楽死
  ⓑ 厳苦死的安楽死
  ⓒ 放棄死的安楽死
  ⓓ 淘汰死的安楽死
③ 生命主体の意思の観点から
  ⓐ 任意安楽死（依頼・承諾安楽死）
  ⓑ 非任意的安楽死（不明安楽死）
  ⓒ 不任意的安楽死（強制安楽死）

以上のように分類されている。

いずれにしても，今日，〈安楽死〉ならびにその対応の概念の動きは，後述にみる安楽死の行刑的対応，法規制的対応の概念化，社会化・抽象化にかかわって，時代の人権保障に対応すると考えられ

る医療的,看護的対応の実践から〈終末ケア〉〈ホスピス〉ケアの観点への,現代の生命装置つき人体の生命伸長はともかく,改めて,死をこえた,生への理念的対応から,安楽死の用語の内実化と〈生〉に向かっての展開は,時代の流れといわれるものになりつつある。

これは,社会法学分野の法律研究者のたわごとなのであろうか？

II 安楽死の希求からその克服をめぐって

しかし,安楽死は,今日死に当面し,死を迎える人間とその関係者の生命倫理などとかかわって,また,死なり生への保健医療的ケア対応とかかわって,また在宅ケアとかかわり,〈終末ケア〉といわれる新しい人間への保健医療学,看護学の領域とかかわって,1つの時代の新しい概念を生み出しているとみられていると考えている。

いずれにしても,「死」を迎える人間のこの新しい人間尊重,人権尊重の考え方は,福祉研究の人間として,安楽死を含めて,今日の時代を生きている人間の保健医療,看護概念の1つの転換とあわせて,現代社会において憲法25条生存権概念とその内実化を求めてゆく流れとも結合して,新しい科学的,学問的問題を提起しているとみられる。後述のように万事が〈福祉〉概念に消化しきれるものではないことは筆者も法学者として了知している。しかし〈福祉〉の領域が,豊かな社会にある今日の憲法の領域と結合して,単に底辺の社会としてではなく,憲法25条の生存権の普遍的内実化の対応を求める人々の学問領域の拡大化・内実化のなかで,人間の生と死との間にある〈生存領域〉のなかに,安楽死に代る生命の価値実現にかかわる快適な生活権領域の問題として,保健医療,看護学,心

理学，倫理学さらに法学などはいうまでもなく，今日，後述のように介護福祉学にかかわる領域が拓かれつつあるということも事実である。

筆者は，社会保障，社会福祉法，関連的に福祉財政法，EUの単なる研究者にすぎない。

〈福祉〉とかかわって，情報化時代の非人間的現在として，インターネット殺人にみるごとく，情報とは無縁に反福祉的な〈生〉と〈死〉とのはざまで，集団自殺，さぎ，殺人などの生活をめぐる事件が横行している。

なるほど今日の社会不安のもとでの人々の自立生活の困難，個人の無力さが強調され，この狭間で，行政機関による，NPO自体による予防活動が，自殺，その他の死に結びつく個人行動を防止しうること，行財政機関による積極的救済が先行するとしたならば，その種の行動を抑止しえたとする。しかし，すでにのべたように社会活動の場の〈社会生活環境〉・急激な変動とそれへの人的，物的対応が困難となりつつある。そのような急激な社会変化のなかでも，一見静的な人間の暮しが営まれ，人間の生を奪う社会生活上の事情がどうであれ，他人の生活干渉に及ぶような行動は望まれない。

人間の長寿化時代，高齢化社会時代が到来しても，高齢社会への対応の問題は，行政抜きでは対応しきれていない。また，行政対応が発動されてもそれが全市民地域住民に対するオール問題——全地域の地震，津波などの問題がある場合は，全地域的活動が展開されようが，しかし全対応といっても，高齢化，障害，乳幼児，母子その他病人の対応にも限界がある以上，改めて対応や限界をこえるまでにはゆかないのである。

人間の死生をめぐる絶えざる疾病は，今日予防対応の不備のみならず医療対応の不備がかさなって，今も昔も絶えることがない。たとえば児童をめぐる疾病において，法的対応の不備は，前述の臓器

移植法のもとでの法的医療施設における治療不能の場合，厖大な医療費調達に関し善意によるカンパなどの方法により海外の医療機関での対応を求めざるをえない現実があるし，後述の腎疾患治療のための血液関係疾病者による病気腎移植などの医療機関での不備をあげることができようし，前述の石綿公害への救済問題や肝疾患に対する薬害公害救済問題も以後的対応に追われているのである。

いずれにしても今日，わが国の保険医療や公費負担医療制度の不備は，現代社会における食生活や食生活慣習の問題において，老若男女を問わずメタボリックシンドローム現象発生とその対応にみる医療費の増加現象をもたらし，そのため，このメタボリックシンドローム現象などに対する予防的な健診制度としての基本健診を実施することになった。

これらの一例は，わが国の資本主義後進性にみる生活問題からの所産であり，わが国の資本主義社会の疾病に対する包括的医療保健体制の，また人間生活と労働保護に対する貧しさによる不備といわざるをえないのである。

これらの諸問題への対応は，広義の包括的保障制度と包括的保健医療制度政策の問題であり，その内実化が，とりわけ保健医療制度にみる予防，治療，人間の再生にかかる，量的・質的なリハビリテーションに委ねられているのである。

(佐藤　進)

3

人間の再生医療
――臓器移植法の制定とその動向――

はじめに
Ⅰ 再生医学とiPS細胞の樹立
Ⅱ 人の出生をめぐる諸問題
Ⅲ 脳死及び臓器移植をめぐって
Ⅳ 終末期医療における自己決定権
おわりに

 終末期の保健福祉

はじめに

1900年代半ば頃から，医学，医療の進歩・発展とともに，人々の医療に対する考え方も変化し，インフォームド・コンセントの概念や人権擁護思想が大きく進展した。

私は，尊厳死問題に先鞭をつけたアメリカのカレンさん事件や臓器移植の方法に大変革をもたらすことを期待しうるヒト多能性幹細胞（iPS細胞）の研究成果が最近の大きな事件であったと思う。いずれも，人の生命の再生と終焉をめぐる医療問題であるが，そこには，人類の英智である人間の尊厳性の尊重，人権思想が大きな役割を果しており，医療の進歩とともに，新たな人権尊重の期待も生れてくるところである。

1976年，有名なカレンさん事件の判決があった。これは，薬物と友人のパーティでのアルコール摂取のため，転倒し意識を失なって病院に運ばれ，その後持続的植物状態となり，両親が自らを身上後見人として生命維持装置を取りはずす権限の付与を求めて裁判所に提訴し，結局，ニュージャージー州最高裁がこれを認めた（In re Quinlan. 70 N. J. 10. 355A. 2d 647 Suprem Ct. of NJ. 1976. 唄孝一：生命維持治療の法理と倫理289頁）。この事件を契機として，アメリカでは，カリフォルニア州の Natural Death Act（1976）をはじめ，各州で，Death with Dignity Act や，Terminal Care Act などが次々と制定され，1989年には，「統一末期患者権利法」（Uniform Rights of the Terminally Ill Act）が定められた。

わが国では，2007年には，末期患者7人の人工呼吸器をとりはずした医師が殺人罪の容疑で警察の取調べを受けた事件（富山・射水市民病院事件），また同年，気管内チューブを抜去などした医師が殺人罪で有罪判決を受けた事件判決（いわゆる川崎協同病院事件）などが報道され，国民の間にも末期医療に対する関心が高まった（これ

らの問題については，別稿「安楽死とその関連事件をめぐって」を参照）。

一方，2007年11月，再生医学の分野で，ヒト多能性幹細胞（iPS細胞）の樹立に，世界で初めて成功したことが報道された[1]。このことの概略は後述するが，このiPS細胞の樹立は，臓器移植（同種移植）の方法を一変させ，例えば，自己の細胞を増殖させて，自己の臓器を作り出して移植しようとすることなどの可能性を秘めている。まだ研究開発途上で，実用化は将来のことになるが，疾患の治療方法に，新しい選択の道が開けたわけである。このことは，患者の生命維持増進に大きな福音をもたらすものであるが，患者にとっては，治療行為に対する選択の範囲が広がり，インフォームド・コンセントの原則の働く範囲がさらに広がったことを意味する。医療・治療の領域では，この例を挙げるまでもなく，インフォームド・コンセントの原則の機能の重要性は，今後も増大してゆくことと思われる。

また，医療技術の進歩発展とともに，倫理問題が浮上することは必然であり，患者および一般国民の人権にかかわる問題が生じてくることも，また必然なことであろう。

本稿は，医療，医学が発展するなかで，患者の人権が問題になった事例をとりあげ，これを医事法の視点から，スケッチ風に描くことにより，人生命の再生と終焉をめぐる法政策の動向を探ってみたいと思う。

とりあえず，話題の再生医学，iPS細胞研究の状況から眺めたい。

---

(1) 平成19年11月21日付各新聞報道

I　再生医学とiPS細胞の樹立

　再生医学[(2)]とは、人体の組織で胎生期にしか形成されず、その組織が欠損した場合（例えば、四肢切断など）、再度生えてくることのない組織の機能回復の方法を研究する新しい医学の分野である。クローン動物の作製、臓器培養、多能性幹細胞（ES細胞、iPS細胞）の樹立と利用、自己組織誘導の分野が含まれる。

　平成19年11月21日、京都大学、山中進弥教授のヒト人工多能性幹細胞（iPS細胞）の樹立は、世界初の研究成果として大きく報道された[(3)]。

　ヒト人工多能性幹細胞（iPS細胞：induced Pluripotent Stem）[(4)]とは、体細胞（主に線維芽細胞）へ数種類の転写因子（遺伝子）を導入することにより、ES細胞に似た分化万能性（Pluripotency）を持たせた細胞のことである。

　山中教授らの研究は、体細胞に分化した細胞に4つの遺伝子を導入することで（後に、がん関連遺伝子を除く3遺伝子）、細胞を初期化し、iPS細胞を作り出すことに成功したものである。

　なお、ES細胞（Embryonic Stem）[(5)]は、動物の発生初期段階である胚盤胞の一部に属する内部細胞塊により作られる幹細胞のことで、生体外において、理論上、すべての組織に分化する全能性を保ちつつ、ほぼ無限に増殖させることができる。

---

(2)　八代嘉美・中内啓光：再生医療のしくみ、（日本実業出版社2006）12頁以下、フリー百科事典（Wiki-Pedia）http://ja.wikipedia.org/wiki

(3)　前注(1)、京都大学ホームページ http://www.kyoto-u.ac.jp/notice/05_news/documents/071121_11.htm

(4)　前注(2)

(5)　前注(2)

ヒト iPS 細胞は，ヒト ES 細胞の如くヒト受精胚を使用せず，患者（人）の皮膚細胞から樹立することができることから，倫理問題を回避しながら，ES 細胞と同様の機能を持たせることができるとともに，患者自身の皮膚細胞を用いることによって，移植後の拒絶反応を回避できることから，高く評価されている。また，ES 細胞と同じく高い増殖能力とさまざまな細胞へと分化できる多能性を持つことから，再生医学（とくに，細胞移植療法）におけるドナー細胞の資源として期待を集めている。さしあたり，脊髄損傷や若年型糖尿病などの多くの疾患に対する細胞移植療法として，使用可能性が高まっているといわれる。

ところで，マウス ES 細胞が樹立されてから16年，ヒト ES 細胞が樹立されてから9年が経過し，研究室内では，さまざまな種類の細胞を作り出すことに成功してきた。その例として，定時的に脈打つ心臓細胞や軸索を持った神経細胞，インスリンを分泌する膵臓ベータ細胞などあるが，まだ細胞レベルでの再生基礎研究であり，高度の機能と構造を持った組織や臓器（心臓，肺，膵臓など）の再生の実用化は，将来の研究に待つしかなく，これらが現実のものとなるには程遠いのが実情といわれるが，なお，更なる研究の発展が期待されている。医学は人間の生命，健康の維持増進に貢献しているが，これらの研究過程をみると，それが無限に発展してゆく可能性を秘めている。われわれの文明社会においては，人権擁護，人の生き方の保護といったチェック機能が十分に働くことが重要であることは言うまでもない。

人の出生をめぐる諸問題

(1) 胎児条項とその周辺

1980年代,「不幸な子供を生まない運動」という市民運動があった。不幸な子供というのは,「障害のある子供」である。当時, 産婦人科領域で, 胎児診断の技法が確立されつつあった。妊娠初期に胎児診断を受け, 胎児に障害のあることが見つかり, 生まれてくる子供が障害児である可能性が高ければ, 即刻人工妊娠中絶をすべきだ, というものである。これに対して, 当然のことながら, 何故, 障害のある子供を生んではいけないのか, 障害児となる可能性のある胎児を人工妊娠中絶で早期に殺してしまうのは, 障害者(児)に対する差別で憲法違反だ, として, 胎児診断を受けないでおこう, そして生まれてくる子供をあるがままに受け入れて育てよう, という人権擁護運動が一方で進められていた。

前者の人たちは,(当時の)優生保護法に胎児条項を設けよ, と主張していた。胎児条項[6]というのは, 胎児診断の結果などから, 胎児に障害があることが判明した場合, そのことを理由として人工妊娠中絶を認める規定である。当時の優生保護法には, 一連の優生条項と呼ばれる規定があった。1つは, 本人または配偶者に, 精神病や遺伝性身体疾患, 奇型などがある場合, 人工妊娠中絶をすることができる(旧14条1項1号)とするものであり, もう1つは, 本人または配偶者に遺伝性精神病質や遺伝性身体疾患, 奇型などがある場合, 本人および配偶者の同意のうえ, 不妊手術を行うことができること(旧3条1項1号・2条1項), さらに, 遺伝性精神病や顕著な遺伝性身体疾患などがある場合, 優生保護審査会の決定により,

---

(6) 金川琢雄『実践医事法学』(金原出版, 2002年)146頁

強制的に不妊手術（当時これを優生手術と呼んだ）を行うことが定められていた（旧4条以下，旧法別表）。

平成8年の優生保護法の改正では，一連の優生条項に関する規定は削除され，胎児条項は設けられなかった（法律名は，母体保護法と改められた）。これらの事項に関する法改正は，遅すぎた感があるが，妥当なものであったと思われる[7]。

胎児条項は，明らかに人権無視であり，障害者（児）差別につながるものである。また，一連の優生条項は，遺伝学の応用として，民族改良，優秀な国民を育てるというナチス思想に端を発するもので，優生思想は，まさに国家的利益，民族的利益のために個人に犠牲を強いるものであるから，基本的人権の尊重，法の下の平等を基本とする現代の考え方と相い入れないものである。

ひるがえって思うに，人工妊娠中絶の認容の法的根拠は何か。母体の健康生命を救済するため，胎児を犠牲にするということは，根拠としては認め得る。しかし，現在の実態は，妊婦が「指定医」に対して，「経済的理由」により「健康を害する恐れがある」と申述すれば，直ちに中絶が行われている。法の規定のあり方自体にも問題があり，人工妊娠中絶の法的根拠とあわせて再検討すべきである。多胎妊娠に対する減胎（数）手術については，さらに問題が大きくなっている。

（2） 重症新生児の医療[8]

重症の障害をもって生まれた子について，どのような治療を行うかは，1つの問題である。あまりにひどい障害のある子について，両親は，かわいそうだがやむを得ない，このまま死なせてやってく

---

(7) 前掲注(6) 144〜145頁
(8) 前掲注(6) 126頁

れ、と医師に懇願することもあるといわれ、一方では、将来、重症障害児（者）となって、一生施設で暮らさざるを得ないことが予測されても、何としても命を助けたい、障害を克服して健康に育つよう医師とともに努力することを誓う親がいる。

病院によっては、そのような重症新生児の医療について、①まったく制限なく最大限の治療を行う、②治療方法についてある程度の選択的制限を行う、③生命維持治療を行わない、との3クラスに分けて対拠することが行われている。このクラス分け自体、およびその選択をどのように行うのか、新生児の身体状況、両親の考え方など諸々の事情を考慮しながら、両親の決定との治療方法の組合わせが考えられている。

1983年のアメリカ大統領委員会は、おおむね、次のような提言をしている[9]。

① 自らの医療について決定を行うことのできない新生児に代って、原則として両親が代理決定権者になるべきである。両親の意見不一致、両親の選択が明らかに子の最善の利益に反する場合には、病院内審査が行われなければならない。

② 子に明白に利益を与える治療法が存在する場合、その治療を与えなければならない。最も困難な選択は、重大な障害が残る可能性をどの範囲で考えるべきか、であるが、永久的障害が残る場合、生命維持が子の最終的利益にならないときにのみ、生命維持治療の中止が正当化される。この場合、代理決定者は子自身の将来の見込み、その負担と利益を評価する義務を負う。例えばダウン症候群や腸管閉塞治療は与えられるべきである。

③ 子に利益をもたらす治療法が存在しない場合（例えば、無脳

[9] President's Commission for the Study of Ethical Problems in Medicine and Biomedical and Behavioral Research (1983). "Deciding to Forgo Life-Sustaining Treatment" p.197〜288：Seriouslly Ill Newborns.

児のような),無益な治療を行わないとする決定は,倫理的にも法的にも正当化しうる。しかし,このような子であっても生命あるかぎり,栄養,鎮痛・鎮静剤の投与による救助・安楽・快適を与えるよう努めなければならない。
④ 医療機関は,重症新生児の治療の中止決定手続について明確な指針を持たなければならない。両親の決定が正しくなされたか否かを院内審査を行うべきである。子の生命を十分に長期間維持することに努め,最高の情報を集め,院内の再審査を行うことは許されるべきことである,などとしている(なお,アメリカ,イギリス,ドイツの議論の状況につき,甲斐克則『医事刑法への旅』第16講239頁以下,丸山英二「重症障害新生児に対する医療とアメリカ法」(上)(下),ジュリスト835号,836号参照)。

Ⅲ 脳死および臓器移植をめぐって

(1) 脳死は人の死か

臓器移植法(平9法104)は,10余年の紆余曲折を経て,ようやく平成9年7月に国会を通過した。その制定過程のなかで最も議論されたのは,脳死は人の死であるか,であった。この問題をめぐって多くの議論が展開されたが,ここでは,詳細は述べない。政府は,「臨時脳死及び臓器移植調査会」を設置し,問題の解決をはかろうとした。このいわゆる脳死臨調は,1991年6月に「中間報告」,翌年2月に「最終報告」を公表した。これを要約すると,①医学的には,脳死は人の死である,②その判定基準は,厚生省研究班の基準(いわゆる竹内基準)が現在の医学水準からみて妥当である。③脳死を人の死とすることについて,おおむね社会的合意が得られている。④臓器移植は,推進されるべきである。⑤脳死を人の死としない少

数意見がある、とするものであった(10)。

私は(11)、かねて脳死は人の死であると考えている。それは、脳の身体各臓器に対する統合機能が失われた場合、個々の臓器が生きていても、それは生きている人とはいえない。つまり、人が生きているといえるのは、人が有機的組織体として統合機能・自律機能を有するからである。個体として生命維持をコントロールする中枢を失ない、全体的な統合機能を失なったものは、生物体として生きているとはいえない、と考えるからである。ここで脳が生物体として統合機能を失なったというのは、全脳機能（脳幹の機能を含む）の永久的不可逆的に機能が廃絶していることであって（機能死説）、脳という臓器が器質的解剖学的に滅失している（器質死説）ことを意味するのではない。

ところが、臓器移植法は、臓器移植・臓器提供の場合にのみ、脳死を人の死とし、臓器移植に関係のない場合は、脳死は人の死でない、として、人の死の概念を二重に定めた。

臓器移植法第6条によれば、医師が死体（脳死体を含む）から、臓器を摘出することができるのは、臓器提供者が次の要件を満たすことが必要である。

① 臓器提供の意思を書面により表示していること、その臓器提供について、遺族が拒まないこと、または遺族がいないこと。
② 臓器提供の意思表示をした者が、臓器提供の意思表示に併せて、脳死判定に従うとの意思を書面により表示していること。このことについて、家族が、脳死判定を拒まないこと、または

---

(10) 臨時脳死および臓器移植調査会「脳死および臓器移植に関する重要事項について」（答申）、審議だより No.10. 208頁（厚生省健康政策局）、ジュリスト1001号（1992年など）
(11) 金川「臓器移植法に関する意見陳述」140回国会参議院 臓器移植に関する特別委員会会議録7（その2）、(1997年6月19日)、1～33頁

家族がいないこと。
③　①②の場合に、厚生省の定めた脳死判定基準（規2条）を満たすこと。

　以上の要件を満たした場合、脳死は人の死とされ、その死体から医師は、臓器の摘出をすることができる、とするものである。

　ところが、「臓器提供の意思表示」や「脳死判定に従うとの意思表示」のない者が、何らかの原因で脳死状態になった場合、医師は以降の治療方針を明らかにするため、脳死判定をすることができる（これを臨床的脳死判定または一般的脳死判定という）。これを行うか否かは、医師の診断の一種として、医師の裁量に委ねられている。そして、これが法令に基づく脳死判定基準（規2条）を満たしていても、それは人の死とならず、脳死状態として生きている人とされるのである。

　したがって、本法によれば、客観的に同じ脳死状態であっても、臓器提供の意思表示、脳死判定に従うとの意思表示、脳死判定基準を満たす、との臓器提供の要件が具備した場合に、脳死は人の死となり、そうでない場合は、人の死とはならない。つまり、1つの法律のなかで2つの死の概念を認めたのである。

　ところで、いわゆる法的脳死判定要件の1つである「脳死判定に従う」との意思表示は、どのような法的意味を持つものであろうか。

　石原説は、「脳死判定に従う」との意思表示は、人の死のあり方をその者の自己決定に委ねたものであり、「脳死判定に従う」との意思表示により、いわゆる法的脳死判定の要件を満たせば、それは人の死となる、という。

　しかし、脳死状態となった者が人の死であるか否かは、人の主観的な意思によって左右されるべきものでなく、すぐれて客観的判断でなければならない。

　「脳死判定に従う」との意思表示をしたが故に、その効果意思と

3 人間の再生医療

して脳死が人の死となるのではない,と考える。ここで,自己決定権の働く余地はないものと思われる。

ここで「脳死判定に従う」という意味は,脳死判定を行ってもよい場合の表現方法に過ぎず,この意思表示は,確認的・手続的意味を持つものと考える。

脳死は,臓器移植法によってはじめて人の死となるのではない(脳死が,本法によって人の死となる,と解する説を法創造説という)。

脳死は,もともと人の死なのである。本法制定当時,一般社会の認識がそこまで至っていなかったため,限定的な場合にのみ確認的に,一定の要件の下で脳死を人の死としたものであると解している(これを法によって確認するものであるから,法確認説という)。

法創造説か法確認説かは,法の機能の理解の仕方にもよるが,法確認説が妥当である[12]。

臓器移植法は,漸定的立法であり,脳死が人の死であることの認識が広まれば,いずれ改正されるべき運命にあるものと思われる。否,先に述べたiPS細胞の研究成果により臓器移植の方法それ自体が抜本的に改変される可能性があるように思われる。

(2) 臓器提供先の特定の認否

死体からの臓器提供につき,提供者本人が死後,自己の親族など特定の人に提供したいとの意思表示を行っていた場合,これを認めることができるかどうか問題がある[13]。臓器移植法の解釈問題の1つである。

臓器移植法第1条は,その理念として第1項に,「提供に関する意思は尊重されなければならない」と規定し,一方,その第3項で

---

(12) Takuo Kanagawa: New Organ Transplantation Act of Japan 12 world congress on medical Law Proceeding vol.1.639〜641, 1998
(13) 金川『医事法の構想』205頁以下

は,「移植術を受ける機会は,公平に与えられるよう配慮されなければならない。」としている。提供者の意思の尊重と移植術を受ける機会の公平性の原則のいずれを優先させるべきかの問題である。

平成13年に,生前に自己の臓器(腎臓)を自らの親族のある者に提供したい,との意思表示をしていた。

厚生科学審議会臓器移植委員会(疾病対策部会)は,レシピエントの選択において「公平性の原則」は,極めて重要であるとして,提供先の特定は認められないとの結論を出した。これを受けて,厚生労働省は,「臓器移植に関するガイドライン」(平9.10.8健医発1329)を一部改正し,次のように追加的修正を行った(平19.健発0712001)。

「第11.(1) 公平・公正な臓器移植の実施

移植医療に対する国民の信頼の確保のため,移植機会の公平性の確保と,最も効果的な移植の実施という両面からの要請に応えた臓器の配分が行われることが必要であることから,臓器のあっせんも一元的に行う臓器移植ネットワークを介さない臓器の移植は行ってはならないこと。また,海外から提供された臓器についても,臓器移植ネットワークを介さない臓器の移植を行ってはならないこと。なお,角膜については,従来どおり,アイバンクを通じて角膜移植を行うものとすること。」

現実に,臓器の提供があった場合には,公的な臓器のあっせん機関である(財)日本臓器移植ネットワーク(法12条による許可済み)は,移植を希望する登録済みの者(待機者)について,あらかじめ組織適合検査,地域,健康状態,待機期間などの検査結果を勘案し,かつ,提供された臓器の組織適合検査,地域その他の状況等の検査を行い,マッチングを行い,その臓器が「適正」かつ「公平」に分配されるよう「斡旋」を行っている。

Ⅳ 終末期医療における自己決定権

（1） インフォームド・コンセントの原則[14]

医療の世界においても，「自分のことは自分で決める権利がある」という患者の自己決定権は，判例上確立されたものになっている。そして，それは，インフォームド・コンセントの原則（Doctrine of Informed Consent：説明を受ける権利，同意を与える権利）によって支えられている。

このことを明らかにするために，判例を引用するのが早道であろう。

① **エホバの証人輸血拒否事件**：がん患者Ｘは，宗教上の信念からいかなる場合でも輸血を受けることを拒否する固い意思を持っており，このことを病院側に申し入れていた。病院側は，他に救命手段がない事態に至った場合には，輸血をするという診療方針を採っていた。しかし，病院側は，患者にこのことを説明しないまま，肝臓腫瘍摘出手術時に輸血を行った。

最高裁（最判平12．2．29民集54巻2号582頁，判時1710号97頁，判タ1031号158頁）は，「輸血を伴う医療行為を拒否するとの明確な意思を有している場合，このような意思決定をする権利は，人格権の一内容として尊重されなければならない。……本件において，Ｙ医師らは，（右）説明を怠ったことにより，Ｘが輸血を伴う可能性のあった本件手術を受けるか否かについて意思決定する権利を奪ったものと言わざるを得ず，この点において同人の人格権を侵害したものとして，同人がこれによって被った精神的苦痛を慰謝すべき責任を負うものというべきである。」と判示した。人格権としての意思

---

(14) 金川琢雄『医事法の構想』3頁以下，25頁以下，111頁以下

Ⅳ　終末期医療における自己決定権

決定する権利，すなわち自己決定権を認めた著名な判決である。

② **乳がん乳房温存法説明事件**：乳がんに対する乳房温存法という手術方法は，当時（平3.11）には，確立された療法とはいえないが徐々にその有効性が認識され，また，患者が乳房温存療法について強い関心を持っているなどの事情のある場合，その療法について，最高裁（最判平13.11.27判時1769号56頁，判タ1079号198頁）は，次のように判示した。

「医師は，患者の疾患の治療のために手術を実施するに当たっては，診療契約に基づき，特別の事情のないかぎり，患者に対し，当該疾患の診断（病名と病状），実施予定の手術の内容，手術に付随する危険性，他に選択可能な治療法があれば，その内容と利害得失，予後などについて説明すべき義務があると解される。本件で問題となっている乳がん手術についてみれば，疾患ががんであること，その進行程度，乳がんの性質，実施予定の手術内容のほか，もし他に選択可能な治療法があれば，その内容と利害得失，予後などが説明義務の対象となる。」

他の多くの事例（例：AVM（脳動静脈奇型）に関するもの，例えば，新潟地判平6.2.10判時1503号119頁）でも，論じられていることであるが，インフォームド・コンセントの原則の適用において，最も問題とされるのは，医師の説明義務である。医師の説明は，患者にとって，これから受けることになるであろう治療を受けるべきか否か，その結果どのようになるか，要するに，医師に対する同意の前提として判断材料となるものである。生命身体に大きな影響を及ぼす可能性のある治療を受けようとする場合，患者はこれを受けるべきか否か，迷うのは当然のことであり，患者が十分に理解し納得するよう医師は説明すべき義務がある。この場合，医師の説明は，広範囲にわたり，詳細なものにならざるを得ないのである。

③ **川崎協同病院事件**（一審：横浜地判平17.3.25判タ1185号114頁，

控訴審：東京高判平19．2．28判タ1237号153頁）は，いわゆる東海大安楽死事件判決（横浜地判平7．3．28判時1530号28頁）とともに，医師がいわゆる安楽死の要件を満たしていない患者を死亡させたとして，殺人罪の有罪判決を受けたことで社会的にも大きな衝撃を与えた事件である（詳細は，別稿「安楽死と関係刑事々件をめぐって」（167頁以下）を参照）。

治療行為の差し控えや中止は，①患者が治癒不可能な病気に冒され，回復の見込みがなく死が避けられない終末期状態（川崎協同病院事件控訴審判決では，『死の不可避性』の要件を厳しく認定しようとする。）にあること，②治療行為の差し控えや中止を求める患者の意思表示がその時点で存在すること，が重要な要件である。

治療行為の差し控えや中止ではなく，薬物等を用いて患者を死亡させる積極的安楽死は，その要件として，患者の明示の確定的意思表示（原則として文書による）が必要であって，家族の代諾や患者の推定的意思表示ではその要件を満たさない。その意思表示の前提として，医師の十分な説明とそれに基づく自らの疾患の正確な理解・納得がなされていることが必要である。

終末期医療において，死を選ぶ権利や死ぬ権利なるものを設定することは妥当でない。

終末期医療のいわばその治療過程において，どのような治療方法を選択すべきかは，インフォームド・コンセント原則の適用の問題であり，緩和的治療を選び，積極的な抗がん剤治療や手術療法を拒んで，自己の生命が若干短縮されることがあっても，それは，患者の自己決定権の行使の結果と認められ，合法なのであるから，それはそれで妥当な生き方であろうと思われる。

こうした生き方について，自らの意思をあらかじめ書面に表示する「リビングウィル」およびこれに関連する立法も別稿（169頁以下）に譲りたい。

また，安楽死，尊厳死，自然死等については，別稿にて検討するので，ここでは，ここまでにとどめたい。

(2) 終末期医療のガイドライン

平成19年は，末期医療のあり方やいわゆる尊厳死問題に関する世論の高まりを受けて，いくつかの終末期医療に関するガイドライン（指針）が公表された。

厚生労働省「終末期医療の決定プロセスに関するガイドライン」（平19年5月），日本医師会「終末期医療に関するガイドラインについて」（同会議第10次生命倫理懇談会，平20年2月），日本救急医学会「救急医療における終末期医療に関する提言（ガイドライン）」（平19年10月），日本医科大学「終末期医療に関する暫定指針」（平19年8月）が公表され，また，超党派の国会議員で構成する「尊厳死法制化を考える議員連盟（会長中山太郎衆議院議員，衆参議員92名）が「臨死状態における延命措置の中止等に関する法律案要綱（案）」（衆議院法制局，平19年5月）を発表し，これに対して日本弁護士連合会は，「同上法律案要綱（案）に対する意見書」（平19年8月）を出し，反対論を述べている。

本稿では，紙数の関係もあって，上記厚労省のガイドラインを中心に，その内容を紹介し，若干のコメントを付することとしたい。

「終末期医療の決定プロセスに関するガイドライン」は，「1.終末期医療及びケアのあり方」および「2.終末期医療及びケアの方針の決定手続」とし，その基本的な指針を示し，その解説編では，それぞれの趣旨，考え方を述べている（以下，ガイドラインの基本的指針の部分は，太字で表示し，これについて「解説」および私見をまじえて検討を行う）。

1 終末期医療及びケアの在り方

① **医師等の医療従事者から適切な情報の提供と説明がなされ，**

それに基づいて患者が医療従事者と話し合いを行い，患者本人による決定を基本としたうえで，終末期医療を進めることが最も重要な原則である。

このことは，解説でも強調され，最も重要な原則とされている。しかし，医師等の十分な説明とこれに基づく患者の理解，納得，同意の下に，治療が進められなければならない（インフォームド・コンセントの原則）ことは，終末期医療に限ったことではなく，また，終末期医療にだけ特別に強調されるべきことでもないと思われる。しかし，医療を進めるうえでの基本原則である，患者の自己決定権を強調することは，それ自体必要なことである。このことは，公表されているいずれのガイドラインにおいても強調されていることである。本人の意思の確認方法については，後述する。

② 終末期医療における医療行為の開始，不開始，医療内容の変更，医療行為の中止等は，多専門職種の医療従事者から構成される医療・ケアチームによって，医学的妥当性と適切性を基に判断すべきである。

終末期とは何か，の定義はなされていないが，本項にいう医行為の開始，不開始，医療行為の変更等の開始時点から終末期医療が始まり，患者死亡の時点までが終末期医療の実施期間であると解される。解説では，「終末期は，がん末期のように，予後が数日から長くとも2～3カ月と予測が出来る場合，慢性疾患の急性憎悪を繰り返し予後不良に陥る場合，脳血管疾患の後遺症や老衰など数カ月から数年にかけ死を迎える場合があります。どのような状態が終末期かは，患者の状態を踏まえて，医療・ケアチームの適切かつ妥当な判断によるべき事柄です。」という。しかしながら，本項にいう「終末期」は，患者の末期状態の医療を行う期間の意味であるが，次項に規定する緩和医療の指針をあわせ考えると，ここにいう終末期医療は，いわゆる東海大安楽死事件（平7年3月28日判時1530号28

頁）や，いわゆる川崎協同病院事件（平17年3月25日判タ1185号114頁）の判示するように，不治（現代医学の水準からみて，治療の見込がないという回復不可能性）および死が避けられない末期状態，または，死期の切迫性をその開始の時点とすべきでなかったか，と思われる。

なお，救急医学会の「提言」では，終末期を突然発症した重篤な疾病や不慮の事故などに対して，適切な治療の継続にもかかわらず，死が間近に迫っている状態として，具体的に，4つの場合をあげている。すなわち，(i)不可逆的な全脳機能不全（脳死診断後や脳血流停止の確認後なども含む）と診断された場合 (ii)生命が新たに開始された人工的な装置に依存し，生命維持に必須な臓器の機能不全が不可逆的であり，移植などの代替手段もない場合 (iii)その時点で行われている治療に加えて，さらに行うべき治療方法がなく，現状の治療を継続しても数日以内に死亡することが予測される場合 (iv)悪性疾患や回復不可能な疾病の末期であることが，積極的な治療の開始後に判明した場合，をあげている。

患者の病気の種類，病状などによって，回復不可能性および死期の切迫の時期は，解説の述べるように様々といわざるを得ないが，ガイドラインであるから，更に詳細に具体的にこれを明らかにしないと医療現場では，ガイドラインとして機能しえないのではなかろうか。また，植物状態患者について触れていないのは，不備というほかない。

③　医療・ケアチームにより可能な限り疼痛やその他の不快な症状を十分に緩和し，患者・家族の精神的・社会的な援助も含めた医療及びケアを行うことが必要である。

解説で，疼痛に対する麻薬の使用について述べているが，疼痛緩和のため，麻薬を使用するのは極めて当然のことであり，精神的苦痛や不安について鎮静剤を使うことも妥当であろう。問題なのは，

人工呼吸器の取りはずし（または，使用の不開始），水分・栄養の補給の停止が，医療現場で最も問題となっているが，このことについて解説編でも全く触れられていない。終末期医療に対する患者本人の意思は，無益な延命治療の中止や，いわゆる尊厳死をさせてくれ，との希望が多いのであるが，この場合でも，疼痛緩和等の処置を最大限行うべきである。

なお，この場合の医療措置としては，人工呼吸器の着脱以外の呼吸管理，ペースメーカー，人工心肺，人工透析，昇降圧剤の投与その他の措置があるが，患者の最終的なQOLをはかるとともに，患者の意思・病状を勘案して措置の是非を考慮すべきである。

④ 生命を短縮させる意図をもつ積極的安楽死は，本ガイドラインでは対象としない。

安楽死には，積極的安楽死，間接的安楽死，消極的安楽死と分類されるのが一般である。ここで積極的安楽死について，定義されていないが，積極的安楽死とは，不治の病に冒され，死期も目前に迫っている患者が耐え難き肉体的苦痛に苦しんでいる場合，医師が薬物などを使用することによって患者を死なせる（殺す）ことをいう。わが国で，安楽死と主張する裁判がいくつか行われたが，これを無罪とした事例はない。また，末期患者が如何に肉体的苦痛でみるに忍びない状況であっても，積極的な形で患者を死なせる（殺す）ことは，倫理的にも問題があると思われる。

2．末期医療及びケアの方針の決定手続

終末期医療及びケアの方針決定は次の手続によるものとする。

(1) 患者の意思が確認できる場合

① 専門的な医学的検討を踏まえたうえでインフォームド・コンセントに基づく患者の意思決定を基本とし，多専門職種の医療従事者から構成される医療・ケアチームとして行う。

② 治療方針の決定に際し，患者と医療従事者とが十分な話し合

いを行い，患者が意思決定を行い，その合意内容を文書にまとめておくものとする。

上記の場合は，時間の経過，病状の変化，医学的評価の変更に応じて，また患者の意思が変化するものであることに留意して，その都度説明し患者の意思の再確認を行うことが必要である。

③　このプロセスにおいて，患者が拒まない限り，決定内容を家族にも知らせることが望ましい。

患者の意思が確認できる場合のガイドライン①②③は，概ね妥当である。この場合，口頭ではなく文書で確認することが基本である。また，患者と医療側との合意文書のなかに，家族の同意を入れるべきだ，とする見解が多いのであるが，家族には，支障のないかぎり，その内容を知らせる（通知する），または，確認してもらうことでよいのではないだろうか。

（2）患者の意思の確認ができない場合

患者の意思確認ができない場合には，次のような手順により，医療・ケアチームの中で慎重な判断を行う必要がある。

①　家族が患者の意思を推定できる場合には，その意思推定を尊重し，患者にとっての最善の治療方針をとることを基本とする。

解説では，「患者の意思決定が確認できない場合には家族の役割がいっそう重要になり……。患者が何を望むかを基本とし，それがどうしてもわからない場合には，患者の最善の利益が何であるかについて，家族と医療・ケアチームが十分話し合い，合意を形成することが必要」として，家族の役割を強調している。患者と家族との人間関係やその他の家庭の事情などを考慮すれば，常に家族から患者本人の意思を推定するのは，問題があるように思われる。アメリカのナンシー・クルーザン事件（Cruzan V. Director, Missouri Department of Health.110s Ct 2841（1990））では，娘の両親の証言を信用せず，親しい友人の証言を採用し，「明白で確信するに足る証

拠」(Clear and Convincing Evidence) があればよい，とした連邦最高裁の判決を想起すべきである。

いずれにしても，患者の意思を推定する場合，どのような理由で推定できるのか，その推定の根拠を明らかにしておくべきである。

② 家族が患者の意思を推定できない場合には，患者によって何が最善であるかについて家族と十分に話し合い，患者にとっての最善の治療方針をとることを基本とする。

③ 家族がいない場合及び家族が判断を医療ケアチームに委ねる場合には，患者にとっての最善の治療方針をとることを基本とする。

本項目②③の場合，患者にとって「最善の治療方針」はどのようなものか。結局，延命的治療が長く続くのではないか。生命を短縮させるような医療を行った場合，医師は十分な治療義務を尽くさなかった，として民事，刑事の責任追及されることもありうることである。「最善の治療」や「最善の治療方針」について，ガイドラインにおいて，具体的事例を想定し，具体的処置の方針を示すべきではなかったか，若干の疑問をあげておきたい。

(3) 複数の専門家からなる委員会の設置

上記（1）及び（2）の場合において，治療方針の決定に際し，

・医療・ケアチームの中で病態等により医療内容の決定が困難な場合

・患者と医療従事者との話し合いの中で，妥当で適切な医療内容についての合意が得られない場合

・家族のなかで意見がまとまらない場合や，医療従事者との話し合いの中で，妥当で適切な医療内容についての合意が得られない場合

等については，複数の専門家からなる委員会を別途設置し，治療方針等についての検討及び助言を行うことが必要である。

日常診療のなかで，しかも人手不足で多忙な病院の現状をみると，かなり過大な要求のように思われる。理想としては，ソーシャル

ワーカーなども加入する専門委員会を常置することが望ましいことは間違いない。

　以上，厚労省の「終末期医療の決定プロセスに関するガイドライン」を紹介しつつ，若干の検討を行ったが，こうした「指針」（ガイドライン）は，同省「終末期医療に関する調査等検討会」[15]のアンケート調査結果に基づくものと思われるが「ガイドライン」として，医療現場において実際に役立つものかどうか疑問がないわけでなく，また，これには，法的拘束力はなく，また，これに従ったからといって，医師は民事・刑事の責任を免れるわけでもない。患者側の自己決定を擁護し，医師が法的責任を追及されることの危険性を排除するのには，この点に関する法律を制定することが望ましいように思われる。

おわりに

　アメリカ・ブッシュ現大統領は，ヒトES細胞の樹立等に関する研究がヒト受精胚を使用することから，倫理上の問題があるとして，政府の公的資金を支出することを拒否した，といわれている。しかし，このたびのiPS細胞（ヒト人工多能性細胞）の樹立の成功は，ヒト受精胚を使用せず倫理問題を回避したことを評価する，との声明を出したとされる[16]。

　医学の研究や医療技術の進展に随伴して，生命倫理の問題が生じ，そのための倫理指針（例：ヘルシンキ宣言——1964年）や判決（アメリカにおけるインフォームド・コンセントに関する多数の判決），法律の制定（アメリカ，カルホルニア州）のNatural Death Act.1976）など，歴史の積み重ねがある。

---

(15)　厚生労働省終末期医療に関する調査等検討会編『今後の終末期医療の在り方』（中央法規出版，2005）
(16)　平成19年12月28日付朝日新聞（07年十大ニュースの記事）

3 人間の再生医療

　ヘルシンキ宣言の「ヒトを対象とする医学研究においては，被験者の福利に対する配慮が，科学的及び社会的利益よりも優先されなければならない」との文言は，重要であり，ここに福利とは，人間の尊厳，自己決定権，（インフォームド・コンセントの原則）の人格権的利益が含まれているのである。

　人格権的利益が尊重されるのは，被験者ばかりではない。インフォームド・コンセントの原則，自己決定権，患者の権利の尊重は，医療の領域において普遍的原理となっており，今後，こうした価値概念の重要性の認識が高まってゆくことを期待したい。

（追記）
1. iPS細胞の研究は，世界的にも加速しており，山中教授らの研究の発表は，米ウィスコンシン大とほぼ同着だった。2007年12月には，米チームがiPS細胞と遺伝子組み換え技術を使い，重症の貧血のマウスの症状改善したといわれる，ES細胞の分野でも拒絶反応の避ける研究も進んでいるといわれる（2008．1．5）。
2. 再生医学（iPS細胞研究）等の分野を含めて，本稿では，文献引用が不十分である。時間不足でやむを得なかったと思っている。不適切な点につき，御教示願えれば幸いである。
3. 厚労省は，中医協の答申（平20．2．8）を受け，終末期患者の相談支援料の制度を平成20年度診療報酬改定項目に入れた。

　　すなわち，回復を望むことが困難な後期高齢者（75歳以上）の患者に対して，現在の病状，今後予想される病状の変化等について説明し，病状に基づく介護を含めた生活支援，延命治療等の実施の希望，急変時の搬送の希望等，終末期における治療方針について，患者およびその家族等と話し合い，その内容を文書等にとりまとめる（後期高齢者終末期相談支援料，200点）。患者本人の希望に沿った終末期医療を実現することが目的で，その意思決定の方法は，厚労省の「終末期医療の決定プロセスに関するガイドライン」等を参考とすることとされている。

（金川　琢雄）

4

終末期の医療と安楽死
――オランダをモデルとして――

はじめに
Ⅰ　安楽死とは
Ⅱ　安楽死制度導入の軌跡
Ⅲ　安楽死制度の体系
Ⅳ　安楽死等の現状
Ⅴ　安楽死における専門職の関与
Ⅵ　安楽死に関わる援助の視点
Ⅶ　安楽死モデルの限界と日本の今後の課題
おわりに

はじめに

わが国においては終末期にある者の身体的苦痛を緩和することを目的として、チューブ等による治療を行わず、過剰なモルヒネ投与等の疼痛治療により、死期を早めることは既に医療の一環として合法的に行われている。

2007年6月超党派の国会議員で構成される「尊厳死法制化を考える議員連盟」が延命治療中止に関する法律の要項案を公表し、国会へ議員立法として法案の提出を検討中[1]である。しかし、こうした制度を導入せざるを得ないのであるならば、制度の実施基準、つまり制約を設定し、終末期にある者の限られた生命への畏怖を背景とするのでなければ、制度は生きて機能するものとはならないであろう。

現在、わが国においては、病院において安楽死や尊厳死を議論するということ自体がタブー視されており、嫌悪感を持つ者も多い。しかし、終末期にある者に関わる者は、安楽死を望む者の気持ちを安易に受け入れるのではなく、その者のより良く生きる道を支えなければならない。つまり「死にたい」と訴える者に対して生きるための援助を行うことが必要となるのである。それゆえに、本稿では、まずわが国における安楽死・尊厳死の現状を集約したうえで、安楽死がすでに合法化されているオランダをモデルとして、終末期にある者の安楽死に焦点を当て、その自立に基づく自己決定にどのように専門家が関わることができるのか、そのために活用できる専門技術はあるのか否かを検討する。

---

[1] 読売新聞2007年6月8日

I 安楽死とは

(1) 安楽死の定義と分類

　安楽死とは，末期がんなど現代医学上不治で瀕死の状態にある者の肉体的苦痛を緩和・除去するため本人の意思決定に基づいて，医師が社会的に是認されている方法を用いて安らかな死を迎えるために行われる医学的措置をいう。日本尊厳死協会の見解によれば，安楽死とは，「助かる見込みがないのに，耐え難い苦痛から逃れることのできない患者の自発的な要請に応えて，医師が医療行為により患者死期を早めること」をいう。

　安楽死は次のように分類できる。第1に行為と死の因果関係による安楽死の分類である。それは①積極的安楽死，②間接的安楽死，③消極的安楽死に分類できる。積極的安楽死（作為安楽死）とは，作為行為により患者の生命を積極的に絶つことをいう（例：患者に筋弛緩剤や塩化カリウムを注射により投与することで死に至らしめること）。間接的安楽死（結果安楽死）とは，患者の苦痛緩和の目的で麻酔剤等を投与することの副作用として患者の生命を短縮すること（例：モルヒネ投与等の死期を早めることが明らかな疼痛治療を行うこと。モルヒネの投与の場合，開始後約1か月で昏睡状態を経て死に至る）。消極的安楽死（不作為安楽死）とは，患者の苦痛を延長するにすぎない延命処置を中止することにより結果的に死期を早めることをいう（例：経口による食事の摂取ができなくなった者に，チューブによる栄養補給を行わず餓死させることや人工呼吸器の取り外しや延命装置の取り外し等）。

　第2に自己決定の視点からの安楽死の分類である。それは①任意安楽死，②非任意安楽死，③不任意安楽死に分けられる。任意安楽死（依頼・承諾安楽死）とは，安楽死が患者の意思に沿って行われ

ているものをいう。1つは依頼安楽死で、患者の命令、要求、願望にしたがって他者が安楽死を実行する場合である。もう1つは承諾安楽死で、患者が安楽死を承諾し、許す場合である。非任意的安楽死（不明安楽死）とは、患者の意思が不明なままに安楽死を行うことをいう。患者の明白な要求のない生命終結行為（Ending of life without an explicit request of the patient）が、これにあたる。不任意的安楽死（強制安楽死）とは、患者の意思に反して行われる安楽死をいう。つまり安楽死を拒否している患者に強制的に安楽死を実施する場合である。

（2） 安楽死と尊厳死の違い

わが国では、尊厳死といわれる延命拒否は間接的安楽死と消極的安楽死を想定している。中山によれば、尊厳死は「回復の見込みのない末期状態の患者に対して生命維持治療を中止し、人間としての尊厳を保たせつつ死を迎えさせるもの[2]」と定義されているが、尊厳死の場合は患者の肉体的苦痛は必ずしも要件とはならない。また、尊厳死の場合は死の決定の時点で判断能力がなく自己決定権が行使できない可能性がある。さらに、尊厳死の場合は延命治療の中止で治療義務の限界が問われることなどから「患者以外の家族や病院や国の医療費といった外部的な利益と判断によって治療の打ち切りが決定されるという事態が生じる恐れがある」のでこの点で安楽死と尊厳死は異なるとしている。

中谷は「尊厳死と安楽死の違いは、苦痛に耐えかねてどうこうするのではなく、ある程度相当の高齢になって苦痛はないけれども、自分の生を終えたいと願うことが尊厳死である」[3]として、わが

---

[2] 中山研一『安楽死と尊厳死—その展開状況を追って—』（成文堂、2000年）52頁
[3] 中谷瑾子「リビング・ウィルをめぐる立法例とその評価」『ワークショッ

国の尊厳死に向けた議論は高齢者問題に対応しているものだという見解を示している。つまり，医師の判断で，家族の意思を考慮して，作為行為を一切行わず高齢者を死にゆくにまかせることが，わが国で議論されている「尊厳死」であるとしている。

わが国では安楽死に対する拒否的感情が尊厳死よりも強い。患者を死にゆくにまかすことのほうが，死を望む末期の患者に致死量の薬を注射することよりも受け入れられやすいのであろう。しかし，医療費の削減が考慮されるなかで，患者を死にゆくにまかせ治療を中止することを是とすることが，患者に十分な医療を受けさせなくてもよい制度や診療を拒否してもよい制度の形成に結びついていく可能性を否定できない。

（3） 安楽死の可罰性と判例の立場

死期を早めることなく実施される安楽死は治療行為として問題とならないが，その措置が生命の短縮をともなう場合には，その行為は殺人罪ないし同意殺人罪の構成要件に該当する。しかし，これを無罪とするには，違法阻却説と責任阻却説がある。違法性阻却説には，人道主義的立場からの適法説，本人の同意ないし自己決定を重視する立場，同意に加えて医師が行うなど，実施方法が社会観念上相当であることが違法性を阻却するという立場などがある。責任阻却説には，行為者に適法行為を行うことが期待できないから，その行為は違法ではあるが責任がないとする説がある。

わが国において安楽死に関する公刊された判例は9件[4]あるが，

　　プ報告書―尊厳死の課題を考える』（日本尊厳死協会，2004年）179-194頁
(4)　① 昭和25年4月10日　東京地裁
　　② 昭和37年12月22日　名古屋高裁　昭37(う)496号
　　③ 昭和50年10月1日　鹿児島地裁　昭50(わ)239号
　　④ 昭和50年10月29日　神戸地裁　昭50(わ)484号
　　⑤ 昭和52年11月30日　大阪地裁　昭52(わ)3083号

4　終末期の医療と安楽死

いわゆる東海大学安楽死事件以外は，被告人（加害者）がすべて，被害者の親族である。すべての判決において，その適法性は認められていない。

東京地方裁判所昭和25年4月10日判決によれば「精神的苦悩はそれがいかに激烈であっても疾病による肉体的苦痛が激烈でない以上，精神的苦悩を取り除くため死を惹起する行為があっても，これを正当行為とすることができない」として，積極的安楽死を完全に否定している。

名古屋高等裁判所昭和37年12月22日判決においては，違法阻却事由としての安楽死の要件を明示し，安楽死が適法になりうる場合の要件を示した。その要件は，第1に病者が現代医学の知識と技術からみて不治の病に冒され，しかもその死が目前に迫っていること，第2に病者の苦痛が激しく，何人も真にこれを見るに忍びない程度のものであること，第3にもっぱら病者の死苦の緩和が目的でなされたこと，第4に病者の意識がなお明瞭であって，意思を表明できる場合には，本人の真摯な嘱託または承諾のあること，第5に医師の手によることを原則とし，これにより得ない場合には，医師により得ないと首肯するに足る特別な事情があること，第6にその方法が倫理的にも妥当なものとして認容できるものとしている。

医師が被告人（加害者）となった安楽死の裁判例としては横浜地方裁判所平成7年3月28日の東海大学安楽死事件がある。この判決は，末期患者に対する治療行為の中止および安楽死の一般的許容要件を明示し，その許容要件としての患者の意思表示，家族の意思表示からの患者の意思の推定を認めた。さらに，医師による積極的安

---

⑥　昭和57年2月17日　東京地裁　昭55(7)2812号
⑦　平成2年9月17日　高知地裁　平2(わ)94号
⑧　平成2年10月15日　千葉地裁　平元(わ)415号
⑨　平成7年3月28日　横浜地裁　平4(わ)1172号

楽死の許容要件を示し，末期患者に対する致死行為により殺人罪に問われた医師に対する量刑を示している。この判決によれば，消極的安楽死と間接的安楽死に関しては，医学的適法性を持った治療行為とみなされ，さらに積極的安楽死の基本要件としては，第1に患者が耐え難い肉体的苦痛に苦しんでいること，第2に患者は死が避けられず，その死期が迫っていること，第3に患者の肉体的苦痛を除去・緩和するための方法をつくし，他に代替手段のないこと，第4に生命の短縮を承諾する患者の明示の意思があることとなる。

Ⅱ 安楽死制度導入の軌跡

本稿において，オランダをモデルとするのは以下の理由による。
第1にオランダは，世界で最初に安楽死制度を導入した国であること，つまり制度実施の歴史があること，第2に高齢者の安楽死実施に関する自己決定に多くの専門職が関与することにより高齢者の自己決定が，その真意によるものか否かを確認する方法が多角的になされていること，第3に高齢化の急速な進行等，社会的な条件がわが国と類似していることが挙げられる。
オランダ刑法およびオランダにおける安楽死制度導入のプロセスは以下のとおりである。

(1) オランダ刑法および死体処理法における安楽死の位置づけ

オランダ刑法における嘱託殺人罪および自殺関与罪は1881年の制定以来293条と294条において以下のように定められている[5]。

(5) Netherlands Ministry of Foreign Affairs, *Q&A Euthanasia-A Guide to the Dutch Termination of Life on Request and Assisted Suicide* (*Review*

〔嘱託殺人罪〕

「他人の明白かつ真摯な嘱託に基づきこれを殺した者は，12年以下の罰金または，第5カテゴリー[6]の罰金に処す」（The Dutch Criminal Code: article 293）

〔自殺関与罪〕

「人を教唆または幇助して自殺させた者は，3年以下の懲役又は第4カテゴリーの罰金に処す」（The Dutch Criminal Code: article 294）

したがって，安楽死の実施は，オランダにおいても可罰的行為であった[7]。また，従前のオランダ死体処理法〈de Wet op de Lijkbezorging〉10条は「市検死官は，死亡証明書を発行することができないと思料する場合には，遅滞なく，法務大臣によって定められた書式に記入して検察官に報告するとともに，市登録官に通報する[8]」と定めていた。そこで，検察官が当該ケースを嘱託殺人罪等に該当すると判断すれば，刑事訴追された。つまり，従来，オランダの司法機関においても，基本的に安楽死は容認されるものではなかった。

（2） 安楽死に関する判例法の展開

オランダでは安楽死がその後合法化された。その過程で大きな役割を果たしたのが安楽死に関する判例法の展開である。そこで，次

Procedures) Act, 2002
(6) オランダ刑法においては第23条により，罰金額は6段階のカテゴリーに分類されている。
(7) Weyers, H., *Euthanasia : The process of legal change in the Netherlands －The making of the 'requirements of careful practice'*－, Klijn, A., Otlowski, M., & Trappenburg, M., *Regulating physician-negotiated death*, 's-Gravenhage, Elsevier, pp.12-26, 2001
(8) 土本武司「安楽死とオランダ法―本年6月施行の改正法と関連規則等」判例時報1499号（1994年）3-15頁

に著名な判例を概観する。

(a) **ポストマ医師安楽死事件**（1971年）

これは，オランダにおける医療的安楽死の法的先例となった事件である[9]。1971年11月ポストマ医師（Geertruida Postma）は，脳溢血の後遺症で発語の障害などに苦しみ，故意にベッドから転倒するなど自殺未遂を行い，繰り返し安楽死を切望していた78歳の彼女の母親に対し，致死量のモルヒネを注射し安楽死させ，起訴された[10]。

ポストマ医師に対しては，1973年2月21日レーワルデン地方裁判所にて，1年の執行猶予付きの禁固1週間の有罪判決が下された[11]。レーワルデン地方裁判所は，この判決で，医師による安楽死の実施について積極的安楽死を否定するとともに，刑法40条の不可抗力の抗弁についてもこれを否定し，非難可能性があるとして責任阻却を認めなかった[12]。ここで示された安楽死を認めるための要件は，①患者が医学的に治癒不能である，②耐え難い苦痛がある，③患者が生命の終結を要請しており，それを確認できる文書がある，④生命終結行為は主治医あるいは医療専門家によって行われている，⑤安楽死を実施する医師が他の医師と協議していることの5要件であった。高等裁判所への上訴はなかった。

(b) **スホーンハイム医師安楽死事件**（1982年）

1982年7月16日スホーンハイム医師（Schoomheim）は，安楽死を要求する文書を作成していた95歳の女性患者マリア・バーレンド

---

(9) 山下邦也『オランダの安楽死』（成文堂，2006年）46頁
(10) Implications of Mercy, *Time Magazine*, 5. March 1973
(11) 1973年の判決直後に，NVVE（Nederlandse Vereniging voor Vrijwillige Euthanasie オランダ安楽死協会）がポストマ女医を支える団体として発足した。この団体は，安楽死の合法化に向けて，現在も10万人を超える会員によって運営されている。法案改正の際に会員の意見をそのまま反映させ，余計な圧力をなくす意味もあって運営費は全て会員から徴収している。
(12) 山下邦也「オランダにおける安楽死問題の新局面—オランダ最高裁九四年六月二一日判決を中心に—」判例時報1510号（1995年）3-11頁

レフト（Maria Belendorft）に対し，その医師の助手および患者の息子と協議したうえで，安楽死を実施した。1983年5月10日アルクマール地方裁判所は緊急避難を適用し無罪としたが，1983年11月17日アムステルダム高等裁判所では助手は独立した相談相手として不適格であり，相談要件を満たしていないとして，緊急避難を認めず有罪とした。ただし，同裁判所は，刑法9条a（裁判官は，事案の軽微性，行為者の人柄，または行為が行われた際の事情，さらには行為後の事情を統合して，適切であると考える場合には，不処罰または不処分の判断を下すことができる）の適用により，同医師を処罰しないこととした。

オランダ刑法第40条は「不可抗力により強制されて行為をした者は罰せず」と規定し違法性阻却事由としての「不可抗力の抗弁」を定めている。1984年11月27日，オランダ最高裁判所は，安楽死に関して，刑法40条に基づく「不可抗力の抗弁」を受け容れ，「耐え難い肉体的苦痛を受けている患者から苦痛を除去するには死以外に方法がないときは，その苦痛から患者を助けるべき義務の方が，法を遵守し患者の生命を尊重すべき義務より優越する」と判示した[13]。

最高裁判所が「科学的な医学的見識と医の倫理規範」をともに考慮に入れるべきであるという見解を示したことにより，安楽死は刑法上禁止された違法行為であるにもかかわらず「不可抗力の抗弁」は，それ以外の生命終結事件においても，判例法によって，受け容れられることとなった。

最高裁判所と下級審とによって示された基準は以下のとおりである。

①患者の安楽死の依頼が患者本人のみによってなされ，かつ完全に自由かつ任意であること。②患者の依頼が，よく考慮され，不変

---

(13) 山下・同論文同頁

的でかつ強固なものであること。③患者が回復の見込みのない，耐え難い苦痛（単に肉体的苦痛のみに限らない）を受けていること。④安楽死が最後の解決方法であること。すなわち，患者の状況を緩和する他の代替手段が考慮し尽くされたうえのことであること。⑤安楽死が医師によってのみ行われること。⑥医師が他の医師，できるだけ専門医と協議すること。

この判例では，合法性が認められていた生命終結措置は，「患者の依頼に基づく」安楽死に限定されていた。

(c) **アドミラール医師安楽死事件**（1985年）

安楽死で訴追された医師が初めて明らかな無罪判決を受けた裁判である[14]。

安楽死問題で理論と実践の両面で世界的に指導的立場にあるアドミラール医師（Admiller）[15]が，重い多発性細胞壁硬化症の34歳の女性患者の要求に基づき安楽死を実施し起訴された事件である。アドミラール医師は，問題となる事柄と義務を医療倫理の規範と専門的知見をもって注意深く比較考慮し，客観的に正当化される選択をしたと判断された。患者に肉体的苦痛はなかったが，何一つ自分でできないことが十分に耐えがたい苦痛であるとハーグ地方裁判所は認め，アドミラール医師の緊急避難つまり無罪の判決を言渡した。この判決により，終末期以外のケースに対する安楽死の実施が認められた。また，安楽死実施の理由が精神的苦痛にまで拡大される第一歩となった[16]。ここでの精神的苦痛は，知的理解力（compos mentis）を持った者のみへの適用が想定されていた[17]。この判決

---

(14) 山下邦也『オランダの安楽死』（成文堂，2006年）85頁
(15) アドミラール医師は「苦痛の激しい不治の病を持つ患者が，人間の尊厳が失われるのを恐れて死にたいと明言したとき，積極的に苦痛を取り除く助力をすべき」と断言している。
(16) NHK人体プロジェクト『安楽死―生と死をみつめる』（日本放送出版協会，1996年）34-36頁

により検察庁も医師の注意深い行為により安楽死が実施された場合には不処罰を妥当とするようになり，それまで，虚偽の自然死として報告されていた安楽死の実施の報告件数が増大した。

(d) **シャボット医師安楽死事件**(1991年)

最高裁判所が，身体的疾患による安楽死では第2の医師による診断は必ずしも必要ではないとしながら，精神科の患者のケースでは，直接診断による「セカンドオピニオン」が必要であるという厳格な枠組みを提示した事件である[18]。

1991年人生に絶望した身体的疾患のない患者に，精神科医のシャボット医師(Boudewijn Elise Chabot)は自殺幇助を実行した。患者は自殺未遂の経験のある50歳のソーシャルワーカーの女性ボスエル(Bosscher)で，いかなる治療も拒否していた。ボスエルは，長男が失恋により自殺した後，夫婦仲が悪化し，夫の暴力に耐えかねて離婚，4年半後に次男が悪性腫瘍により死亡した[19]。その後まもなくボスエルは睡眠薬自殺を図ったが果たせず，幾人かの医師に安楽死を求めたが拒否された。そこで，オランダ安楽死協会を訪ねシャボット医師を紹介された。シャボット医師は2カ月以上にわたる合計24時間の本人との話し合いを行った。さらに近親者に事情を聞き，医師は他の精神科医4名，心理療法士1名，別のホームドクター1名の合計6名の専門家にも電話などで相談した上で，幇助の決意を固め，致死薬を手渡した。

検察官はシャボット医師を自殺関与罪で起訴したが，裁判の結果，一審二審では，ボスエルは精神を病んでいたかは関係なく耐えられない苦痛を抱えていたこと，熟慮の末の自由意思に基づく自殺願望

---

(17) 山下・前掲論文，3-11頁
(18) 山下・同論文同頁
(19) ジャネット・あかね・シャボット『自ら死を選ぶ権利―オランダ安楽死のすべて―』(徳間書店，1995年) 143-159頁

であったことが認められ、シャボット医師に緊急避難が適用され無罪となった。しかし、1994年6月21日の最高裁判所判決では、精神的苦痛を理由とする場合、第二の医師が直接患者を診察しない限り緊急避難は適用できないと判断された[20]。

(e) **シャット医師安楽死事件**[21]（1996年）

シャボット医師による安楽死事件以降、オランダ医師会によるガイドラインが出され、オランダの安楽死の実施は、判例法の要件を満たしていれば訴追されないことが周知されていた。それにもかかわらず、その要件を守るだけの専門性や注意深さに欠けた医師によって行われる悪質な事例はいくつか存在した。その代表例がシャット医師（Sippe Schat）による安楽死事件である。

シャット医師は、セカンドオピニオンを得ることなしに患者の文書による要請すらもなく、通常安楽死には使われない致死量のインシュリンを注射し、老人ホームの72歳の女性癌患者の生命を積極的に終結し、そのうえ申告義務も果たさなかった[22]。1997年4月8日レーワルデン地方裁判所は、医師がオランダ医師会の安楽死ガイドラインを無視したことを重視し、嘱託殺人罪と文書偽造罪で2年の執行猶予がついた6カ月の拘禁刑を科した。

さらに、患者の明白な要求のない生命終結行為が問題になった事件としては、アムステルダムの医師ヴォン・オーエン（Wilfred van Oijen）が、患者の意思の確認のないままに、1997年2月に85歳の女性に対して筋弛緩剤を注射することで、安楽死を行った事件がある。オランダ最高裁判所は、ヴォン・オーエン医師に禁固1週間の有罪判決を科している[23]。

---

(20) NHK人体プロジェクト・前掲書、83-84頁
(21) Sheldon,T., Dutch GP in euthanasia case will not go to prison, *British Medical Journal*, 314, 1145, 1997.
(22) 山下・前掲書、183頁

(f) フィリップ・ストリウス医師安楽死事件(1998年)

肉体的疾患のみならず，精神的疾患すらなく，ただ生きる望みを失ったという理由で86歳の元上院議員エドワード・ブロンゲルスマ(Edward Brongersma)に安楽死が施された事件である[24]。第一審のハーレム地方裁判所は2000年10月，担当医フィリップ・ストリウス(Philip Sutorius)の自殺幇助行為を適法とした[25]。これにより，安楽死合法要件の一つである「耐え難い苦痛にさいなまれ，改善の見込みのない」状態に，精神的な苦痛の含まれることが認められた。しかし，2001年12月の控訴審では一転しストリウス医師の自殺幇助行為について「医学的理由とは認められない」として有罪となった[26]。2002年12月24日の最高裁判所判決も有罪判決を下し，安楽死の対象は「精神的苦痛にまでは及ばない」との判断を示した[27]。

2001年，ストラウス事件を契機にKNMG（オランダ医師会）がDijkhuis委員会を設立し，2005年には精神的苦痛を安楽死の実施要件とすることを目的とした「生存の苦しみ〈Lijden aan het Leven (Suffering from Life)〉」を公表した[28]。

安楽死に関する一連の判例は，一定の状況と条件のもとで行われた安楽死については許容され，それを行った医師には刑罰が科され

---

(23) NRC Handelsblad, 12 July 2004
(24) Sheldon, T., "Existential" suffering not a justification for euthanasia, *British Medical Journal*, 323, 7326, 1384, 2001
(25) 土本武司「オランダ安楽死法」判例時報1833号（2003年）3-9頁
(26) Sheldon, T., Being "tired of life" is not grounds for euthanasia, *British Medical Journal*, 326, 7380, 71, 2003
(27) BBC NEWS world edition
(28) Kimsma, G.,Vanleeuwen. E., *Shifts in the Direction of Dutch Bioethics: Forward or Backward?*, Cambridge Quarterly of Healthcare Ethics, 14 (3), pp. 292-297, 2005
(http://news.bbc.co.uk/2/hi/europe/2603709.stm, 2008. 2. 17)

ないとしてきた。ここに示した判例はオランダの世論を反映してきたものである。オランダの安楽死における注意義務は法律で定められているが，その中身は具体的な事例の積み重ねによって決められている。その中でもオランダの最高裁判所が，身体的疾患による安楽死では第2の医師による診断は必ずしも重要ではないとしながらも，精神科の患者のケースでは直接診断による「セカンドオピニオン」が必要であるという厳格な枠組みを示したシャボット事件が重要だと考える。高齢者が安楽死を求める場合，身体的な衰えや軽度の痴呆症状は決定的な要因ではない。ここでは，苦悩の程度の判断が重要となる。それゆえ，オランダの安楽死は医療の問題に留まらないものとなっている。

（3） 安楽死のガイドライン策定と国会における立法的解決
(a) ガイドライン策定

オランダにおいては，判例法確立以後，医師が安楽死等を実施する際のガイドラインの詳細化・明確化が図られた。そこでは，安楽死を合法化するにあたり，モラルに反する社会悪として根絶の対象とするのではなく，多くの議論を重ねることでアングラ化を制御するという理念のもとに，1984年安楽死に関してKNMG〈De Koninklijke Nederlandsche Maatschappij tot bevordering der Geneeskunst（オランダ王立医師会）〉によるガイドラインが提示された[(29)]。

このガイドラインは任意の手続要件であったが，実質的には安楽死合法化の実体的要件としての機能を果たしていた。このガイドラインによる実務の定着により，医師にとって安楽死のやりやすい環境が整えられた。1990年に454件であった安楽死の実施報告件数が，

---

(29) Keown, J., *Euthanasia, Ethics and Public Policy: An Argument Against Legalization*, Cambridge University Press, pp. 1-5, 2002

1992年には，1,318件に急増し，大部分の事件について，検察官による捜査は開始されることなく事件は終結している。

1995年には，シャボット事件の影響で，とまどう現場に対応するために，KNMGにより，かなりの加筆と修正を施した新たなガイドライン (Standpunt Hoofdbestuur 1995 inzake euthanasia.Utrecht,) が公表された[30]。ここでは，医師によって注意深い手続きを経て行われる安楽死の法制化を目指すKNMGの方針も掲げられた。

1997年には，看護師による安楽死に関する有罪判決が頻発したことの影響により，医師だけではなく患者と接する医療従事者の安楽死への関与のあり方のガイドラインが公表された。

(b) 立法に至る過程

1986年に第一次ルベス内閣は安楽死法案を国会に提出している。しかし，この法案は国会に上程されることなく1992年にCDA〈Christen-Democratisch Appel〉(キリスト教民主同盟) とPvdA〈Partij van de Arbeid〉(労働党) の連立内閣により撤回された。1993年11月オランダの国会は死体処理法第10条の改正法を成立させた。

安楽死の合法化案は，第1次コック内閣により1988年にD66〈Democraten 66〉(民主66党) による議員立法として国会に提出された。その後，連立与党のPvdAとVVD〈Volkspartij voor Vrijheid en Democratie〉(自由国民民主党) の支持を得て，総選挙後の第2次コック内閣の政府提出法案という形態で1999年8月9日に再度出された。この法案は2000年11月28日にオランダ議会 (議会第二院) を賛成104票，反対40票で通過し，さらに，2001年4月10日オランダ議会 (議会第一院) は，賛成46，反対28で「安楽死法案」を可決し，これにより，国家レベルでは世界で初めて，合法的な手続

---

(30) 山下・前掲書，105頁

きによって安楽死を行った医師の刑事責任が問われることがなくなった。同法は，2002年4月1日から施行されている[31]。

Ⅲ 安楽死制度の体系

（1） オランダにおける安楽死の位置づけ

オランダ政府の委託によりレメリンク委員会が作成した報告書（レメリンク報告書）によると，「安楽死とは，本人の明白かつ真摯な依頼により，他の者によって，その生命を意図的に終了させること」と定義されている。レメリンク報告書における安楽死とそれに関連する生命終結行為は，以下のように分類される。

① 安楽死（euthanasia）

② 自殺幇助（Physician-assisted suicide）　オランダ安楽死法において，自殺幇助とは，刑法第294条第2項2文にいう要件を遵守して，故意に他人の自殺を援助すること，又は，その手段を提供することをいう[32]。

③ 患者の明白な要求のない生命終結行為（Ending of life without an explicit request of the patient）

④ 副作用として死期を早める苦痛と症状の緩和（Intensified alleviation of pain or symptoms with hastening of death as a possible side effect）

⑤ 延命処置の中止（Abandoning potentially life-prolonging treatment）

---

(31) ペーター．J. P. タック，上田健治＝浅田和茂訳「オランダ新安楽死法の成立について」同志社法学53(5)，179-241頁
(32) 山下邦也（訳）「オランダ新安楽死法（正文）」同志社法学53(5)，229-239頁

(2) オランダ安楽死法の概要

オランダ安楽死法(「要請に基づいた生命終結と自殺幇助に関する審査法」)〈Wet toesting levensbeeindigung op verzoek en hulpu bij zelfdoding〉は,以下のように法律の改正が行われた[33]。オランダ安楽死制度においては,「要請に基づいた生命終結と自殺幇助に関する審査法」に規定される下記の要件を満たす安楽死が犯罪とならないことが刑法上明文化されている[34]。

(a) 注意深さの要件

刑法293条第2項にいう注意深さの要件とは,つぎの各号に掲げる医師の所為をいう。

Ⅰ 医師は,患者の安楽死への依頼が患者本人のみによってなされ,かつ完全に自由かつ任意であり,かつ,患者の依頼が,よく考慮され,不変的でかつ強固なものであることについて確信がなければならない。

Ⅱ 医師は,患者が回復の見込みのない,耐え難い苦痛(単に肉体的苦痛のみに限らない)を受けていることについて確信がなければならない。

Ⅲ 医師は,患者に対し病状および回復の可能性について告知しなければならない。

Ⅳ 医師は,患者との間で安楽死が最後の解決方法であること。すなわち,患者の状況を緩和する他の代替手段が考慮し尽されたうえのことであることについて合意しなければならない。

Ⅴ 医師は,リストに記載されている少なくとも1名の独立した他の医師と協議しなければならない。当該他の医師は,患者を診察し,安楽死の要件該当性について書面で見解を表明しなければな

---

(33) 山下・同論文同頁
(34) 土本武司「オランダにおける安楽死立法の新動向」判例時報1684号,(1999年) 12-17頁

らない。

Ⅵ 医師は，医学的に適当な方法（睡眠薬で眠らせた後に，筋弛緩剤の注射を行う）で，断命処置を実施しなければならない。

Ⅶ 自らの安楽死に関する意思を表明する能力がなくなった患者が，能力を失う前の段階で自己の利益を合理的に評価できる間に書面によって安楽死を要請していた場合は，医師は，その後の医療技術の発展，書面内容の不明確さ等，要請に従わないことに相当な理由がある場合を除き，当該要請にしたがって安楽死を実施することができる[35]。

(b) 刑法の改正

第293条（嘱託殺人罪）

Ⅰ 他人の明白かつ真摯な嘱託に基づきこれを殺した者は，12年以下の罰金または，第5カテゴリーの罰金に処す。（オランダ刑法においては第23条により，罰金額は6段階のカテゴリーに分類されている。）

Ⅱ 第1項にいう行為が，要請に基づいた生命終結と自殺幇助に関する審査法第2項にいう注意深さの要件を遵守した医師によって実施され，かつ，遺体処理法第7条第2項にしたがって自治体の検死医に申告されたときは，処罰しない。

第294条（自殺関与罪）

Ⅰ 人を教唆または幇助して自殺させた者は，3年以下の懲役又は第4カテゴリーの罰金に処す。

Ⅱ 故意に他人の自殺を援助し，又はその手段を提供した者は，自殺が実行されたときは，3年以下の拘禁又は第4カテゴリーの罰金に処する。（行為が注意深さの要件を充足しているときは，第293条を準用する。）

---

[35] Netherlands Ministry of Foreign Affairs, *op. cit.*,

(c) 遺体処理法の改正

第7条

Ⅰ 死亡を診断した者は,それが自然死であることを確信するときは,死亡診断書を交付するものとする。

Ⅱ 死亡が,刑法第293条第2項又は第294条第2項第2文にいう要請に基づいた生命終結又は自殺幇助の結果であるときは,担当医は,死亡診断書を交付することなく,直ちに死因を書式に記入し,自治体の検死医に申告する。申告に際して,当該の医師は,要請に基づいた生命終結と自殺幇助に関する審査法第2条にいう注意深さの要件を遵守した旨の詳細な報告書を添付するものとする。

Ⅲ 担当医は,第2項でいう以外の案件で,死亡診断書を交付できないと思料するときは,直ちに書式に記入し,自治体の検死医に報告するものとする。

第10条

Ⅰ 自治体の検死医は,死亡診断書を交付すべきでないと思料するときは,直ちに書式に記入し,検察官および戸籍係に通報するものとする。

Ⅱ 第1項とは別に,自治体の検死医は,第7条第2項にいう申告があったときは,直ちに書式に記入し,要請に基づいた生命終結と自殺幇助に関する審査法第3条にいう地方審査委員会に報告書を提出するものとする。その際,第7条第2項にいう詳細な報告書を添付するものとする。

(3) 地方審査委員会〈Openbare Terechtstellings Dienst〉
〈public prosecution service〉

安楽死の基準要件該当性についての評価は,全国に5つ(フローニンヘン/フリースランド/ドレンテ,オヴァーアイセル/ヘルダーランド/ユトレヒト/フレヴォランド,北ホランド,南ホランド/ゼーラ

ンド，北ブラバント／リンブルク）ある地方審査委員会に委ねられている。各委員会は奇数名のメンバーで構成され，必ず法律専門家（委員長を務める）・医師・倫理問題の専門家を含むものとしている。これは問題に対して法・訴訟・医学・倫理の各方面から適切な判断が下されるようにという配慮によるものである。委員会は多数決で意見を決定している。委員長をはじめ，委員全員は法務大臣および保健・福祉・スポーツ大臣によって任命される。任期は6年である[36]。

5つの地方審査委員会は1998年11月1日から活動している。新しい法律の下では，医師および管轄の病理学専門家からの安楽死の報告が，法定のケア基準を遵守していると判断すれば，委員会は検察庁に事件を報告する義務はない。委員会は通知された安楽死や自殺幇助による生命終結を登記する義務を負っている。しかし，委員会の仕事はケア基準が遵守されたかを査定するところまでなので，検察庁の役割を肩代わりすることにはならない。何らかの理由で犯罪の疑いがあれば，検察庁は捜査を行う自由を有している。同委員会は年次報告書を作成し，各委員会合同で定期的に会合を開き，意見の統一を図ることが義務づけられている。地方審査委員会には検察官の捜査権限を後退させるものであるとの批判や，事前審査を取り入れるべきとの批判もある[37]。

---

(36) *Ibid.*,
(37) 土本武司「安楽死合法化に向けて—オランダ安楽死法をベースに—」東京財団研究報告書（2004年）9頁

IV 安楽死等の現状

(1) 安楽死の実施件数

1995年には1,466件（実態調査によれば，報告率は41％）の安楽死が報告されている。1997年には1,927件が報告されており，31％も増加している。1995年から1997年の間の報告件数の中で検察官が訴追したものは，1％未満である。1999年には2,216件，2000年には2,123件，2001年には2,054件，2002年には1,882件，2003年には1,815件，2005年には1,860件の安楽死が，それぞれ地方審査委員会に報告されている[38]。

オランダにおいて，安楽死を行う医師が報告書を作成することは，自らの思考を整理し，冷静にみつめて，深めるための重要な作業と考えられている。それゆえ，安楽死を行う医師は，前述のとおり，第三者機関である地方審査委員会への詳細な報告書の提出が義務づけられている。ヴァンデル・マース（P. J. van der Maas）等の実態調査によれば，1990年に2,700件であった安楽死（自殺幇助を含む）の実施件数は1995年には3,600件，2001年には3,800件[39]と増加したにもかかわらず[40]，第三者機関への報告が実施件数の半分程度にとどまっている実情からすると，安楽死の合法化後，報告書で要求される記載事項が煩雑になったことを問題視する見解があった[41]。

---

[38] Peeperkorn, M., *Artsen meldden in 2003 weer minder euthanasiegevallen*, Volkskrant, 27. May 2004

[39] 2001年に実施された安楽死3800件のなかでホームドクターが関わった数は2,925件，専門医が775件，ナーシングホーム医が100件である。

[40] Maas, P. J., Euthanasia and other end-of-life decisions in the Netherlands in 1990, 1995, and 2001, *The Lancet*, 362, pp. 395-399, 2003

[41] Peeperkorn, M., Arts vaker berispen bij euthanasia, Volkskrant, 8. July

Ⅳ 安楽死等の現状

安楽死の実施件数と報告件数の推移

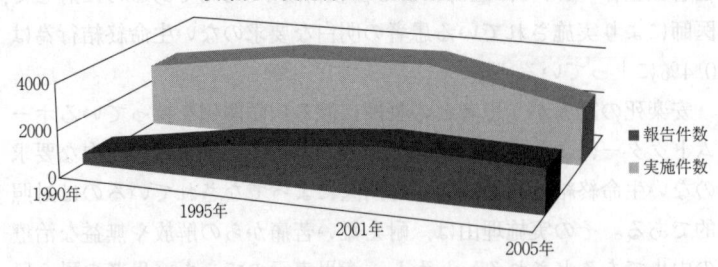

(グラフ:縦軸 0〜4000、横軸 1990年・1995年・2001年・2005年、■報告件数 ■実施件数)

・M aas, P. J., Euthanasia and other end-of-life decisions in the Netherlands in 1990, 1995, and 2001, *The Lancet*, 362, pp. 395-399, 2003
・Onwuteaka-Philipsen, B. D., Gevers, J. K. M., Heide, A., Delden, J. J. M., Pasman, H. R. W., Rietjens, J. A. C., Rurup, M. L., Buiting, H. M., Hanssen-de Wolf, J. E., Janssen, A. G. J. M., Maas, P. J., Deerenberg, I. M., Prins, C. J. M., *Evaluation-Summary Termination of Life on Request and Assisted Suicide (Review Procedures) Act*, The Hague: ZonMw, May 2007より筆者が作成

但し、ブルマ（O. J. S. Buruma）等の調査によれば、2001年には54％だった報告率も2005年には80％に上昇している。2005年には安楽死の実施件数は2,425件と減少し、延命処置の中止件数も2001年の2万8,000件から2005年には2万1,300件へと減少している。その一方で、医療行為の副作用として死期を早める苦痛と症状の緩和による死亡件数が2001年には2万9,000件だったにもかかわらず2005年には3万3,700件へと増加している。このことは、2002年4月1日から安楽死法が施行され実施基準が明確化されたことで、医療の現場では安楽死ではなく疼痛治療が積極的に行われるようになったことを示している。

（2） 患者の明白な要求のない生命終結行為

2005年のオランダにおいて、積極的安楽死による死亡率が年間死

2004

亡者数全体の1.7%,医師による自殺幇助が0.1%であるのに対して,医師により実施されている患者の明白な要求のない生命終結行為は0.4%に上っている[42]。

安楽死の70%が,患者との長期に渡る信頼関係を持っているホームドクターにより執り行われているのと比較し,患者の明白な要求のない生命終結行為の69%が専門医によってなされているのは対照的である。その実施理由は,耐え難い苦痛からの解放や無益な治療の中止であるとされる。しかし,意思表示のできない患者の耐え難い苦痛は,医師の判断によるもので,患者本人が本当に耐えられないと感じているか否かは不明である。これについて,柳堀は「患者の主観の問題を医師が判断すること」に危惧を抱いている[43]。それゆえ,財政的な事情を背景に,政府主導でこれが推進されることは,極めて危険といえよう。

V 安楽死における専門職の関与

オランダでは制度として安楽死に他職種の者が関わっている。安楽死が合法化される中で,ソーシャルワーカーはどのような役割を担うべきなのかを論ずる前提として,オランダの専門職の関わりを検討したい。ここでいう専門職とは,福祉の援助者であるソーシャルワーカーと医療における福祉的援助を期待される医療従事者のこ

---

(42) Onwuteaka-Philipsen, B. D., Gevers, J. K. M., Heide, A., Delden, J. J. M., Pasman, H. R. W., Rietjens, J. A. C., Rurup, M. L., Buiting, H. M., Hanssen-de Wolf, J. E., Janssen, A. G. J. M., Maas, P. J., Deerenberg, I. M., Prins, C. J. M., *Evaluation-Summary Termination of Life on Request and Assisted Suicide (Review Procedures) Act*, The Hague: ZonMw, May 2007

(43) 柳堀素雅子「オランダにおける安楽死―その背景と実態の分析―」医学哲学・医学倫理20号(2002年)16-29頁

とである。

(1) ホームドクターの関与
(a) 専門医とホームドクター

オランダの医師は高度な医療を施す専門医と第一次的に診察を行うホームドクター (Huisarts あるいは familie dokter) に分かれている。ホームドクターは,初期医療を担当している。専門医による治療が必要な場合は,患者はホームドクターと連絡をとり,ホームドクターが専門医を紹介することになっている。オランダの国民の75％が,1年に1回以上ホームドクターのもとでの診察や往診といった接触をしている[44]。さらに,65歳以上の高齢者は,85.5％の人々が年間平均して5.7回ホームドクターとの接触を持っている。しかし,65歳以上の高齢者の専門医との接触は平均56％と比較的少なく,またその頻度も年間2.8回と少ない。

ホームドクターは,患者が最も接触を密にする医師である。オランダの国民は自由に自分自身のホームドクターを選択することが可能である。ホームドクターの業務は,診察室での診察と往診の割合が8対1程度である。特に深刻な疾患であると疑われる場合は,ホームドクターは患者のもとへ出向くことが多い。65歳以上の高齢者に関しては,1991年には,32.8％が往診であった。

しかしながら,オランダのホームドクターは患者と深く関わることを要求されているにもかかわらず,専門医と比較すると,地位も給与も低いのが現状である。それゆえ,近年オランダにおいては,専門医を目指す医学生が増加し,ホームドクターの数は減少する傾向にある。それに伴って,専門医のみの大病院においては,ソー

---

(44) Nationale Atlas Volksgezondheid (2000-2003) *Cntact met huisarts 2000-2003*
(http://www.rivm.nl/vtv/data/atlas/cure_huis_a012.htm, 2004.12.27)

(b) 医師の安楽死への関与

オランダでは,安楽死は医療行為である。オランダにおいて,医師は安楽死の要請に応じる義務はない。患者は安楽死を要求する絶対的な権利をもたず,医師は安楽死を実施する義務は持っていない。このことは,患者から安楽死の要求があった場合に,それを実施するか否かの裁量を医師が有することを意味するから,安楽死の決定には,客観的な正当性が担保される必要がある。そこで「要請に基づいた生命終結と自殺幇助に関する審査法」の定める厳重な手続きが重要な意味を持つことになる。すなわち,ホームドクターが,安楽死を実施する際には,事前に500人のリストから選んだ1人の医師に意見を聞かなければならない[45]。さらに,地方審査委員会の審査を受けなければ安楽死を実施してはならないことになっている。この際,安楽死の報告を書面で行うことは重要である。なぜならば,書面にする過程で,安楽死に関わる医師が熟慮する機会を持つことになり,問題点が明らかになりやすいからである。しかし,これらの記録はプライバシーの問題から公表されていない。安楽死を行うことは,オランダにおいてもデリケートな問題なのである。

(c) 安楽死とホームドクター

オランダでは,安楽死を切望する者が相当数いるにもかかわらず,実際には安楽死が実施されるのはごく少数である。2001年におけるオランダの年間死亡者数は,14万人[46]であるが,安楽死の申請件数(Requests in general)は3万4,700件である。要請件数(Requests

---

[45] Netherlands Ministry of Foreign Affairs *op.cit.*,
[46] Centraal Bureau voor de Statistiek (2004) *Deaths by main primary cause of death, sex and age* (http://www.cbs.nl/, 2004. 11. 5)

specific) は9,700件であるが,実施件数 (Requests practiced) は3,800件である[47]。つまり,安楽死の申請件数や要請件数と比較して安楽死による死亡者数は全体の約2.8%(2005年では1.8%)とかなり少ない割合である。安楽死を実施した医師のうち30%は専門医であり,残りの70%はホームドクターであった。

このようにオランダにおいて,安楽死を実施することは,安楽死の合法化にもかかわらず,決して広く行われている状況にはないが,それはホームドクターの存在も一因であると考えられる。実父が安楽死を切望していた上級ソーシャルワーカーであるオランダ RIO のクラウディア・ダ・ヨンハルデンベルヒ (Claudia de Jong-Hardenberg)[48]は「父が安楽死を望んでいたにもかかわらず,ホームドクターはその要請を直前に拒否した」と述べており,オランダにおいて,安楽死の要望のうち3分の2は拒否されている[49]。

オランダにおいて安楽死に関わるホームドクターは,長年にわたり患者との信頼関係を形成している。それゆえに,患者のあらゆる問題に関わり,多くの場合,ソーシャルワーカーに相談する前の段階で,ホームドクターが相談相手となっている。オランダのホームドクターはわが国における開業医というよりも学校の担任の教師に近い存在といえる。このようなホームドクターとの親密さが,終末期医療を慎重に行うであろうという確信を生んでいる。タック (Peter. J. P. Tak) は,オランダにおいて,安楽死が容認されている重要な要因として,ホームドクターとその補助となっている在宅看護の従事者が連携し,バランスのとれた初期医療システムが機能していることを挙げている[50]。

---

(47) NVVE, Documentation in English NVVE February 2004
(48) 実父が安楽死を希望し,実母の在宅介護を経験しているソーシャルワーカー
(49) 土本・前掲論文,10頁

安楽死を実施した医師は，自らの判断が適当であったかどうかについて深く苦悩している。そして，安楽死の決定は，デリケートな問題であるがゆえに，医師の判断には不透明な部分が存在する。ホームドクターの経験のあるロブ・ヨンキエール (Rob Jonquiere)[51]は，自分が関与した安楽死の実施が最悪の体験だったと語った。その理由として「はじめて，安楽死を実施した時に，筋弛緩剤の最初の投与だけでは患者が死亡せず，繰り返し筋弛緩剤を投与しなければならなかった」ことをあげている。その後一度しか，安楽死を実施していない。医師達は自分が安楽死を実施した患者の死によって激しい精神的ダメージを受けることが多く，医師にも支援が必要な場合がある。彼は「オランダの医師は，喜んで安楽死を行うということは決してない」と確信している。

　オランダは，都市と地方の物理的距離は近いが，その地域性は大きく異なっている。オランダの西部の都市地域では，その他の地域に比べて，かつて安楽死を行ったことのある医師の割合がかなり高い。このことは，コミュニティの崩壊が安楽死に繋がっているといえる。

　実父が安楽死を要請していたオランダ RIO の上級ソーシャルワーカークラウディア・ダ・ヨンハルデンベルヒは「ホームドクターと話し合うことで，安楽死の要請を撤回する者が多い」と打ち明けている。つまり，オランダのホームドクターは「安楽死を行いたい」という高齢者の気持ちを否定したり，訴えを無視したりするのではなく，一旦その気持を受け入れたうえで，より良く生きる道を支えているのである。

---

(50) ペーター．J. P. タック，上田健治＝谷直之訳「オランダにおける安楽死の法的諸側面」同志社法学47(3), 153-193頁

(51) オランダ安楽死協会の最高責任者。毎日新聞 (2002年1月)，日本経済新聞 (2004年3月) 等でも，安楽死合法化に向けたコメントを多数掲載している

オランダのホームドクターは，安楽死の要請があっても，基本的に「最期まで生きる」ことを患者に説得している。安楽死の実施を患者に保障しているホームドクターのほうが，説得のうまい場合が多い。社会的弱者ほど医師の説得で安楽死を取りやめることが多く，それゆえにオランダの安楽死者数は少数でありえているのである。

（2）　ソーシャルワーカーの関与

　オランダにおいては，脳卒中により，障害を持った高齢者等の援助を行う場合などには，リハビリテーションウォード〈Rehabilitatie Afdeling〉(Rehabilitation ward) と呼ばれる看護師，医師，理学療法士，作業療法士，言語療法士，ソーシャルワーカーによるチームでの援助が行われている[52]。また，高齢者が，安楽死の決定を自ら行う場合も，医師だけではなく，法律家や倫理の専門家等が関与せねばならない。

　安楽死とソーシャルワーカーの関係について，オランダソーシャルワーク協会のロナルド・アンシンク（Ronald Ansink）は「オランダソーシャルワーク協会は安楽死に関して何も関与していない」[53]と回答している。オランダ安楽死協会のウォルブルヒ・ダ・ヨン（Walburg de Jong）も「安楽死の要請は，多くの場合，医師と患者の問題であり，オランダにおいて，安楽死問題におけるソーシャルワーカーの役割はごくわずかである」[54]と述べている。医師と

---

[52] Proot, I.M., Crebolder, H.F.J.M., Abu-Saad, H.H., Macor, T.H.G.M., & Ter Meulen, R.H.J., Stroke patients' needs and experiences regarding autonomy at discharge from nursing home, *Patient Education and Counseling*, 41, pp.275-283, 2000

[53] "Het NIZW is niet betrokken en heeft geen expertise op het terrein van euthanasia"

[54] "A request for euthanasia is always a matter of the patient and the doctor. A social worker is very seldom involved. The role of a social worker in case of euthanasia is very little in the Netherlands."

4　終末期の医療と安楽死

ソーシャルワーカーでは安楽死の自己決定を行う者に対する見解に相違があるが，ここで注目すべきは，ウォルブルヒ・ダ・ヨンは僅かながらも（seldom）ソーシャルワーカーの関与が必要であると認めている点である。ホームドクターの資格を有しているオランダ安楽死協会の代表ロブ・ヨンキエールは「安楽死においてホームドクターの業務の3割はソーシャルワークである」と述べている。オランダとわが国との医療体制の違いから，彼は「日本において，ソーシャルワーカーが安楽死における相談業務を行う可能性はある」(55)と提言している。さらに，地方審査委員会での審査については今のところ実現してはいないが「ソーシャルワーカーも審査委員として参加すべきである」と述べている。そして，上席ソーシャルワーカーであるオランダ RIO のクラウディア・ダ・ヨンハルデンベルヒも「確かに，安楽死におけるホームドクターの業務の3割はソーシャルワークである」と指摘している。いうなれば，専門知識は少ないとはいえ安楽死にソーシャルワーカーは関わらねばならないということであるといえようか。

Ⅵ　安楽死に関わる援助の視点

（1）専門職の関与の必要性

閉鎖的な人間関係の中に置かれて硬直化していた患者の状態が，環境と関係性の変化により改善することがある。また，それとは逆に，患者自身に変化があるにもかかわらず，関係性が変わらないことにより改善されない状態もある。そこで，安楽死という場面において，ソーシャルワーカーが医療従事者と患者との間隙を埋める役

(55) 2004年8月4日11：00～15：30の同氏とのインタビューより

割を担う客観的な第三者として，その人間関係の中に介在していくことで，状況を改善することに寄与できないであろうか。さらに，患者の中には，医学的な知識が十分にないことから，医師の説明が理解できないケースも多く，意思疎通を円滑に進める上でもソーシャルワーカーの関わりは重要である。

「死にたい」という気持ちには「寂しい」と想う気持ちが根底にある。安楽死に向けた患者の真意を探り，安楽死という選択が患者にとって最善の選択かどうかの判断に，客観的な関与者として関わるか否かで，ソーシャルワーカーの実践内容は変わりうる。

自己決定に関わるソーシャルワーカーのなかには，安易に高齢者の決定に迎合してはならないが，無意識のうちに高齢者の決定に同意してしまい，独自の判断をせず，その決定の可否を検討しない場合が多い。安楽死のように深刻な自己決定に関わるソーシャルワーカーは，高齢者の決定に安易に迎合すべきではないし，場合によっては死の自己決定に反対し，その役割を拒否するという選択もある。さらに，高齢者の安楽死の自己決定を覆すためにワーカーが援助を行う必要がある[56]。

（2） アサーションな援助

安楽死の自己決定という選択をする立場に置かれた者にとっては，医療的な援助だけでは，「課題の解決」には繋がらない。ジョンソン（Robert L. Johnson）等の調査によれば「アサーティブなケアマネジメントを用いた各専門機関間のチームアプローチを行うことで，効果的な援助が行える[57]」ことが実証されている。オランダの高齢

---

[56] オランダにおいては，高齢者が不適切な自己決定を行った場合，周囲のものが被害を受けるおそれ等がある場合には，裁判所が関与し，短期間で強制的にその自己決定の実施を阻止している

[57] Johnson, R.L., Botwinick, G., Sell, R.L., Martinez, J., Siciliano, C.,

者を対象とした調査研究においても「援助者のアサーティブな接触が，高齢者の自立を促進している」[58]ことが立証されている。そこで，以下アサーティブな援助ないしアサーションについて検討する。

援助技術におけるアサーティブは，その一般的な訳語である「自己主張」とは，異なった概念である。平木によれば「自分も相手も大切にした自己表現」で，具体的には，「自分の考え，欲求，気持ちなどを率直に，正直に，その場の状況にあった適切な方法で述べること」[59]とされている。平木は「さわやかな自己表現」が適切な訳語であると述べている。しかし，アサーティブな自己表現は，高度なトレーニングなしに習得できない点を強調するならば「自己信頼に基づく洗練された自己表現」が，より妥当であると考える。

アサーティブな自己表現は，米国の行動療法家ウォルピーにより，非主張的（non-assertive）な者の自己表現トレーニングの中で，取り入れられたことが始まりとされている。1970年代の米国において，この考えと方法は，女性解放や被差別者の人権回復と自己信頼の獲得のための方法論として広まった。

アルベルティ（Robert E. Alberti）とエモンズ（Michael L. Emmons）は，アサーション（assertion）が，人の尊厳に関わる人間の在り方や対人関係の心構えに関わる基本的な考えを含んでいることを強調している[60]。現在，アサーションは，自他尊重の自己表現であり，

Friedman, L. B., Dodds, S., Shaw, K., Walker, L. E., Sotheran, J. L. & Bell, D., The utilization of treatment and case management services by HIV-infected youth, *Journal of Adolescent Health*, 33(2), pp. 31-38, 2003

(58) Proot, I. M., Crebolder, H. F. J. M., Abu-Saad, H. H., Macor, T. H. G. M., & Ter Meulen, R. H. J. (2000) Stroke patients' needs and experiences regarding autonomy at discharge from nursing home, *Patient Education and Counseling*, 41, pp. 275-283.

(59) 平木典子「アサーションの基礎知識」平木典子編『カウンセラーのためのアサーション（3版）』（金子書房，2003年）1-10頁

(60) Alberti, R. E. & Emmons, M. L., *Your perfect right: a guide to assertive*

他者の援助に関わる専門職にとって,他者の援助方法としてのみならず,専門職自身にとっても有効な方法論として認知されつつある。アサーションは,他者の援助に関わる専門職にとって,「自分の限界を認めてノーを言う権利の重要性」さらには「人間の『不完全さ』と『違い』を認める人権尊重の在り方」を認識させ,よりよい援助関係を創造するためのコミュニケーション技術といえよう。

(3) 社会福祉におけるアサーティブを活用した専門職の関与

わが国において,問題を抱えている患者の心の平穏を支える専門職としてソーシャルワーカーは存在している。問題を抱えている患者の多くは,カウンセラーに自分の話を聞いてもらえただけでは問題を解することが難しく,身近なソーシャルワーカーとの信頼関係に立ったソーシャルワークの実践を求めている。

高齢者の真意を理解し共感するには,多くの時間をともに過ごすことのできる専門職が必要である。わが国において,ソーシャルワーカーが高齢者の自立を支えるために,深くそして真剣に相手を援助したいと願う気持ちの援助者,つまりディボーテッド・ハート (devoted heart) をもつ専門職として関わることが,都市部でのコミュニティを再形成し,極限状態で苦しんでいる高齢者のニーズに寄与しうるのではなかろうか。そしてそのためには,アサーティブな援助が有効だと考える。

しかしながら,アサーティブな援助には,高度な専門性が要求される。山中は「アサーションは一度で全てが解決できる魔法の言葉ではなく,やりとりを重ねて歩み寄っていく姿勢である[61]」と述

---

living(＝菅沼建治訳「自己主張(アサーティブネス)トレーニング:人に操られず人を操らず」東京書籍,1994年)
(61) 山中淑江「アサーション・トレーニングの実践例」平木典子編『カウンセラーのためのアサーション(3版)』(金子書房,2003年) 127-146頁

べている。つまり、アサーションは、実生活の中で少しずつ努力を積み重ねていくためのきっかけなのである。

しかし、現状としては、ソーシャルワーカーの職務範囲は不明確である。そのような中で、安楽死にソーシャルワーカーが、専門的な知識無しに関与することは避けるべきである。「自分の限界を認めてノーを言う」ことが必要なのである。

Ⅶ 安楽死モデルの限界と日本の今後の課題

オランダでは安楽死が合法化されている。しかしながら、その内容を詳細に検討するとかなり複雑である。第1に安楽死は医学的な判断に基づく行為である。第2に、それは患者の権利ではなく、治療の選択肢の1つとして許容されるものである。したがって、いかに患者が望んでも、医師が安楽死を実施しないという選択もある。第3に、オランダでは制度として安楽死に他の医師や他職種の者が関わっている。医師が安楽死を実施しようとしても、事前に500人のリストから選んだ1人の医師に意見を聞かなければならないし、事後に、法律家と医師と倫理の専門家による地方審査委員会の審査を受ける必要があり、問題があれば事件は検察庁へ送付される。第4に、医学的見地からの疾患を有していなければならないので、高齢者一般に適用される可能性は低い。

このように、オランダの安楽死は、医療の問題として専門的な医師が関与するということと、事前と事後に第三者がチェックするという厳重な枠組みがある。そこには法律家の関与もある。つまり、死の方向に向けて患者の自己決定を完結するには、厳格な障壁があるといえる。

安楽死の問題は、早晩、わが国においてもその是非が問われるこ

とがありうる。わが国では、誰が安楽死問題に対して積極的に関与すべきであろうか。そして、ソーシャルワーカーが患者にとって身近な存在である故に、本人の安楽死についての意思確認をする役割を担う可能性はある。また、アサーションという援助技術を活用することが社会的に期待される場面も生じうる。

ソーシャルワーカーにとって、死の方向に向けた自己決定に関わることは、回避したいことである。また、マニュアルに基づく援助だけではこの問題は乗り越え得るものではない。したがって、ソーシャルワーカーには、この問題に対処するためにアサーションという対人援助技術を身につけることが必要である。そして終末期にある者の自立に対するソーシャルワーカーの関与は、対象者が生きようとする意思を尊重する方向でなされるべきであろう。

オランダにおいては、既述のように、安楽死の決定・実施には、医療、司法、倫理といった多分野の専門家による厳重なチェックが行われ、医学的・法律的見地においても安楽死は、慎重に取り扱われている。このことは、安楽死にソーシャルワーカーが関わる場合においても、検討されるべきである。それゆえ、わが国において安楽死にソーシャルワーカーが関与する場合には、ソーシャルワーカーは他の職種の者と連携し、医師・法律家と同等の専門的立場でチームアプローチを行うことが必要である。

おわりに

2004年2月14日、北海道の羽幌病院において、30代の女性医師が、当時90歳の男性患者の人工呼吸器を取り外したケースや、2006年2月、和歌山県立医科大学付属病院紀北分院で、50代の男性医師が80代の女性患者の人工呼吸器を外して死亡させたケースはどちらも不起訴処分となり、富山県の射水市民病院で、50代の外科医師により7人の患者が死亡したケースでは結論が出せないまま1年以上捜査

が続いている[62]。

人工呼吸器を取り外したケースが刑事責任を問われないことで,安易な延命措置中止が一般化することが懸念されている。そこで,2007年5月厚生労働省は「終末期医療の決定プロセスに関するガイドライン」をまとめ,延命措置中止の過程を示した[63]。この中で,治療中止について,患者の意思を尊重するのを基本とし,本人の意思が確認できない場合は家族と話し合った上で,医療チームとして慎重に判断するとされた。

さらに2008年2月厚生労働省は,75歳以上で「終末期」の患者が医師らと相談し,延命治療の有無などの希望を文書などで示す「リビング・ウィル」を作成すると,病院などに診療報酬が支払われる制度を導入する方針を決め,2008年度診療報酬改定案[64]に盛り込んだ。患者本人の希望に沿った終末期医療の実現を目的としている。しかし,指針は終末期の具体的な定義は示していない[65]。

日本の高齢化が進んでいくなかで,安楽死や尊厳死の議論は延命中止や終末期医療という言葉に置き換えられている。客観的数値を決定し,数値に支配された延命中止を行うのであれば,そこに生命に対する畏怖の念はあるのであろうか。

オランダにおいて安楽死を実施する場合に,最も厳しい立場におかれるホームドクターは,患者の安楽死の要請を中止させようと努力する。患者と長時間にわたる話し合いを行い,深く悩んだ末に本

---

[62] 読売新聞2007年12月7日
[63] 厚生労働省「終末期医療の決定プロセスに関するガイドライン」(2007年5月)
(http://www.mhlw.go.jp/shingi/2007/05/s0521-11.html , 2008. 2. 15)
[64] 厚生労働省「平成20年度診療報酬改定における主要改定項目について(案)」, 168頁, 2008年1月30日 (http://www.mhlw.go.jp/shingi/2008/01/dl/s0130-11j_.pdf, 2008. 2. 15)
[65] 毎日新聞2008年2月10日

人の意思を尊重することを重視して安楽死の実施を決断している。ここでの話し合いは，医療的なものではなくソーシャルワーク的なものである。仮にわが国において将来的に安楽死制度が実施されざるをえなかった場合，アサーティブな援助を行うことのできるソーシャルワーカーが関与すべきである。

　その場合，ソーシャルワーカーがどのように関われば，高齢者の安楽死は，尊厳ある死になるのであろうか。高齢者の安楽死に向けた自己決定は，真実のものなのかどうかは解らない。そして，真意をさぐるのは非常に困難である。このような極限状態に関わらなければならない立場におかれたソーシャルワーカーには，おもいやりのある温かさが求められる。

　高齢者の話に謙虚かつ熱心に耳を傾け，事実を的確に理解し，幅広い経験に根ざした視野の広さと人間性に対する鋭い洞察力，そして，自己の信念を堅持しながらも，他者の意見を尊重できる協調性をワーカーは持つべきであろう。

　現在，援助技術の分野では評価の低いパターナリズムが，場合によっては必要である。しかし，ここで用いられるパターナリズムは，攻撃的なものではなく，アサーティブなものであるべきである。それゆえ，アサーションはわが国の高齢者の真意をさぐる専門技術の1つと考える。安楽死制度の導入には反対であるが，やむなく制度が構築された場合アサーションという対人援助技術を身につけている専門性の高いソーシャルワーカーが関与することで，高齢者の自己決定による安楽死は，高齢者の真意に基づく尊厳ある死になり得るものと考える。

（齋藤　尚子）

5

がん疾患と安楽死
――医学的対応から包括的システムへ――

Ⅰ　がん疾患をめぐる安楽死
Ⅱ　安楽死を依頼されるとき
Ⅲ　包括的な緩和ケア体制に向けて

● 終末期の保健福祉

I がん疾患をめぐる安楽死
──医学的対応から包括的システムへ──

　緩和医療における安楽死の問題、特に安楽死を希求せざるをえない状況を改善するには、包括的な地域緩和医療体制整備が欠かせない。このような視点から、本章では、これからの地域の医療体制のあり方について、「相互作用」をキーワードに、その基本的方向を探る。

　わが国においてはすでに1950年代から、いわゆる治る病気（急性疾患）よりも、がん・慢性疾患・加齢退行性疾患などの病気が過半数を超えるようになった。病気と障害とあるいは死と共存せざるを得ない後者にとって、キュアよりケア、あるいは日常生活の質（QOL）の向上がこれまで以上に重要となる。

　しかし、慢性疾患優位の時代が半世紀以上経過しているにかかわらず QOL に対する取り組みは十分とは言えない。

　がん末期の患者が安楽死を口にする機会は少なくないが、それは「苦痛」のためである。苦痛を軽減すれば安楽死願望は消失する。

　安楽死を希求する場合、主として身体的苦痛によって引き起こされる場合と実存的苦痛による場合とがあり、前者はモルヒネを含む鎮痛薬の適切な使用により痛みの軽減とともに消えていく。しかし実存的苦痛はその人の人生と深く結びついた苦痛であるため、その軽減は容易ではない。その場合は医療従事者側の共感能力・受容能力によって軽減させうる場合がある。がんは死という隠喩を色濃く宿すため、身体的苦痛が単独で問題となることは少ない。身体的苦痛、実存的苦痛いずれの場合も、安楽死を願う気持ちを減少させるには患者を中心にした患者のための支援システムが不可欠であろうと考えられる。またそのようなシステムは患者のニーズに速やかに答え、一方では医療サービス提供側の内なる成長も可能にしつつ、

また変化する環境にも対応可能なシステムにならざるをえないであろう。

　組織あるいはシステムが存在するのは、そもそも目的を達成するためであるが、目的達成の効率化を図るため組織はまた種々の機能集団に分かれる。しかし機能分化が進み、部分部分が互いに疎遠になると、問題も生じている。本来機能的であるはずの機能分化が、そのことによって部門どうしの話が通じにくくなったり、部門部門で同じ内容の仕事を重複してするというような、非効率的な組織になっている場合が多い。組織あるいはシステム本来の目的は部門部門の相互作用を通じて、あるいはそれを通じてのみ達成されるという基本的な事項が忘れられていることが多い。

　相互作用は見えにくい。1980年代、国際企業の社長が次期戦略を練るため、世界各国の視察に出かけたとき、同じ材料を使い、同じ設備を使い、同じ製造工程を採用しているにもかかわらず、なぜ、日本だけが他国を凌駕しているのか最初はさっぱり理由がつかめなかったという。プロセス間、ヒトとヒトとの相互作用の善し悪しがそれがそれほど大きな差になるとも思っていなかったようである（後述）。

　相互作用は微妙でなかなか表に現れにくいが、システム思考にとって無くてはならないものである。システム思考は緩和医療体制をも含む包括的な医療体制のフレームワーク、土台としての構造を与えてくれる。そのようなシステムは従来の組織とは異なるコンセプトと構造を持ったものであり変革には、変革であるというそのことによって抵抗も大きいが、成功すれば実りも大きい。

Ⅱ 安楽死を依頼されるとき

(1) 身体的苦痛と実存的苦痛

　がん患者は身体的な痛みのために安楽死を依頼してくることがある。がんによる疼痛（身体的痛み）は，がんの進行とともに多くなり，末期では患者のおよそ70パーセントに発生するといわれている。また痛みはがんの種類を問わずどのがんにでも生じる。

　身体的苦痛はモルヒネを含むがんの鎮痛薬の適切な使用によりほとんどの場合軽減できる。難しいのは実存的（スピリチュアル）な苦痛から安楽死を依頼されるときである。実存的苦痛はその人の人生と深く結びついたものであるため，その軽減は容易ではない。実存的苦痛には医療従事者の内なる成長や共感能力，受容能力を高めることによって対応可能な場合がある。

(2) がんと苦痛（臨床の現場から）

(a) 身体的苦痛から安楽死を願う

　身体的苦痛が原因で安楽死を願う例は毎年幾例か出会う。いずれの例も処方する医者の痛みへの無理解，モルヒネの処方の不慣れで送られてくる例である。肺がんの骨転移で50代の男性が疼痛を訴え，ある病院の外来で週1回診察と鎮痛薬モルヒネの投与を受けていた。この患者に急に疼痛発作が生じその痛みは死ぬ以外はないと思えるくらい強いものであった。疼痛が起こった日は受診日以外であったため，担当医に電話をしたところ，外来日は明日だから明日受診するようにと言われた。頓服の鎮痛薬も処方されていなかった。そこで藁をもすがる気持ちで当院受診になった患者である。「痛いので，早く死にたい死にたいとだけ考えてました。なんとかできるならすぐ何とかしてください」が第一声であった。聞くとモルヒネ使用量

は少なく，ほんの少し増量しただけで痛みは嘘のように消失した。

70代の大腸がんの大腿骨転移の患者はデュロテップ・パッチというモルヒネ類に属する貼り薬を貼るよう指示されていた。高齢のこの患者は病院で，詳しい説明もなく「読んでも意味のわからない」（患者の弁）説明書を渡されただけに等しかったから，結局自己流に貼布薬のような感覚で貼ったり貼らなかったり，痛いところには何枚も貼っていたりしていたところ，激痛におそわれ来院し，「この痛みが取れなかったらすぐ殺してください。お願いします」と言った。デュロテップという薬は貼布薬のような感じの貼り薬で通常3日に1回貼るだけでよい。患者はこれを貼布薬のように痛い部位の真上に貼っていたが，これも正しい使い方ではない。デュロテップを含むモルヒネ類は中枢に作用し痛みの感覚を抑制するため，貼る場所を問わないのである（足裏は吸収が悪いため推奨されていない）。ましてや痛みが強いからと言って一度に何枚も貼るのは中毒症状を引き起こすだけである。

子宮がんの腰椎転移のあった女性患者の場合，大学病院で手術を受けた後，家の近くの行きつけの医者から薬をもらっていたが，近医が麻薬免許を持っていないため（医者は申請するだけで免許をもらえる），麻薬だけは大学病院に取りに行っていた。しかし，大学病院は遠い上待たされるので取りに行くのが面倒になり，麻薬は使ったり使わなかったりしていたら，腰に激痛が起こり，救急外来にやってきた。

いずれも適切な鎮痛薬によって「殺して欲しい」とまでいわせる苦痛を味わわなくてすむ例である。がん性疼痛はやはりモルヒネ類の薬がよく効く。しかし，我が国では一般の人だけでなく医者の間にも麻薬に対する拒否感が強く，使い方が控えめで，使用量は欧米の10分の1程度といわれている。

(b) 実存的苦痛

スピリチュアルという用語の定義をめぐって日本には，多くの解釈があるが，1990年に出されたWHO専門家委員会の報告書によれば，『スピリチュアルとは，人間として生きることに関連した体験的一側面であり，身体感覚的な現象を超越して得た体験を表す言葉である。多くの人々にとって「生きていること」がもつスピリチュアルな側面は宗教的とも言えるが，それは宗教をどのように定義するかによって異なってくる。ここではスピリチュアルを身体的，心理的，社会的因子を包含した人間の「生」の全体像を構成し，生きている意味や目的についての関心や懸念と関わっている，また人生の終末に近づいた人にとっては，自らを許すこと，他の人々との和解，価値の確認等と関連している事柄と考えておく。

実存的苦痛は，自己，他者，超越者との関係における痛みや，過去（辛い経験，罪責感），現在（孤独感，怒り），未来（恐怖，絶望感）のように時に束縛された存在としての痛みとしてとらえることもできる。

患者が表現する実存的苦痛は10の感情があるという。患者の表出するこれらの言葉を注意深く，心にとめる必要がある（真野徹）。

実存的苦痛の感情表現

① 不公平感（unfairness）「なぜ私が？」
② 無価値感（unworthiness）「家族や他人の負担になりたくない」
③ 絶望感（hopelessness）「そんなことをしても意味がない」
④ 罪責感（guilt）「ばちが当たった」
⑤ 孤独感（isolation）「誰も私のことを本当にわかってくれない」
⑥ 脆弱感（Vulnerability）「私はだめな人間である」
⑦ 遺棄感（abandonment）「神様も救ってくれない」
⑧ 刑罰感（punishment）「正しく人生を送ってきたのに」
⑨ 困惑感（confusion）「もし神がいるならば，なぜ苦しみが存

在するのか」

⑩ 無意味感（meaninglessness）「私の人生は無駄だった」

実存的苦痛　70代の肺がん患者がいた。自宅で意識消失発作を起こし、検査をすると肺がんの脳転移によるものであった。脳に対する放射線治療により治ったとは言えないにしても症状は軽快し、会話は全く普通にできた。しかし、脳転移があることがわかってから、先を見通したのか、無用感、無意味感、（治らない病気に対して高価な薬を使っていることへの）罪悪感を口にしながら、しばしば安楽死を口にするようになった。最後の最後まで、「殺してくれ」といいつつ、最後は播種性血管内凝固症候群いわゆるDICによる多臓器不全で亡くなった。

生来酒好きの男性が食道がんと診断された時には近傍のリンパ節に転移があり、手術は不可能、放射線治療か化学療法かといわれた。患者は両方とも辞退。痛みだけ止めてもらえたらそれでよい、自宅で死にたいとのことであった。少量のモルヒネで胸の痛みはなくなった。そのうち固形物が口から通りにくくなったと来院したが、内腔は狭くなっていたものの内視鏡を通すだけで食道は一時的に拡張し帰宅した。入院はしたくない、自宅で死にたいという意志は固く、その後、水分摂取と液体栄養剤、野菜ジュースなどを飲みながら自宅療養をつづけていた。そのうち、本人が受診できなくなったといって妻が代わって毎週受診するようになった。この時点で在宅ケアも提案したが本人は辞退し、結局そのまま自宅で様子を見ることになった。そうこうするうちに、妻から電話があり、遠くの親戚がやってきて入院させない自分が責められた、夫はもう口がきけないしどうしてよいかわからない、入院させざるを得ないとのことで緊急入院になった。入院後、「ここは病院ですよ」と告げたときの患者の残念そうな表情が目についた。患者は2日後に静かに亡くなった。

実存的苦痛に向き合う（内面からのアプローチ）

このように見てくると，実存的苦痛を前にしてしばしば何をするのがよいか分からなくなる。実存的苦痛は本人の生き様・生活・信条などと深く関係するため，ただただそれを認め受け入れざるをえない時がある。ただそれをみつめるまなざしにも様々なレベルがある。50歳代で亡くなった肺がん患者が谷口隆之介の『人間存在のありかた』（谷口，1992）を手渡してくれた。「よくわからないところもあるけど惹かれます。読んでみて下さい」と言って。その中で谷口は人間のあり方を「生物学的」，「文化的・社会的」，そして「存在」の3つの次元に区別し，1人の人間が生きていることはこの3つの次元を同時に生きていること，生物学的次元は利己的，文化的・社会的次元は有用性，役に立つものには価値があり，役に立たないものには価値がないという利害を中心とした価値付けであり，最後の存在の次元は，病み呆け衰弱しそれでもなお生きている限りそこにある私，地位とか名声とか財産とかすべてなくなってもなおそこに生きている限りある私，代理不可能な私をそのまま見つめること，とある。病室を訪れてはよくその本の話をした。

ここでいう「存在の次元」は日常生活の中ではなかなか意識できない。またおそらく我々が慣れ親しんでいる常識の世界観とは違う次元からの洞察が必要であるに違いない。禅は日常生活の中に絶対の真理をつかみ取ろうとする。善慧大士の有名な偈は，禅の向かうところを手に取るように示しているという（鈴木，2003）。

空手把鋤頭（手には何も持っていないが鋤をつかんでいる）

歩行騎水牛（歩いているのに牛の背中に乗っている）

人従橋上過（橋の上を過ぎれば）

橋流水不流（橋が流れていて水は流れていない）

「日常の実生活に触れて禅を体験していないものには，その教え，否その表現は全く奇異・奇矯，さらにいえば全く不可解なものとし

か思われない。「炭は黒い」――これは明々白々である。ところが禅は主張する、「炭は黒くない」と。これもまた明々白々なのである。いや実は、この消息が手にはいるときは、先の肯定的論述にもまして一層明々白々でさえあるのだ。禅は単純素朴な基礎経験をもっとも重んずる。」(鈴木，同)

もし私たち一人一人にこのような体験があった上で、患者に向き合うなら患者のケアは異なったものになるだろうとは思われるが、それはまた非常に困難でもある。ただ私たちは私たちを取り囲む世界をどのように解釈するかによって世界の見え方そのものが変わってくることを理解しておけたらと思うのである。

(3) 苦しみを和らげる

(a) 痛みの治療

痛みの治療には WHO の基本5原則というのがあり、基本的にこれに従い処方する。

① 経口投与を基本とすること (by mouth)
② 痛みの強さに応じた効力の鎮痛薬を選ぶこと (by the ladder)
③ 患者ごとに適量を求めること (for the individual)
④ 時刻を決めて規則正しく投与し、頓用指示をしないこと (by the clock)
⑤ 以上4原則を守った上で、細かい配慮を行うこと (attention to detail) (省略)

さらに、具体的な薬剤を使用する場合、三段階からなる除痛ラダーというのが推奨されていて、処方も基本的にはこれに従う。

WHO 三段階徐痛ラダー (WHO three-step analgesic ladder, 1986)
第一段階――非オピオイド鎮痛薬と鎮痛補助薬
　(アスピリン類、アセトアミノフェン・イブプロフェン・インドメ

タシンなど)
第二段階──軽度から中等度の強さの麻薬性鎮痛薬(コデイン類)と非麻薬性鎮痛薬
第三段階──中等度から強度の麻薬性鎮痛薬(モルヒネ類)と非オピオイド鎮痛薬や鎮痛補助薬

がん性疼痛の治療には,医用麻薬の積極的使用が推奨されているが,日本での使用量は,先進諸国に比較すると少ない。医療従事者がモルヒネの依存性を懸念して,医療用麻薬の使用を躊躇したり,処方している場合でも,鎮痛に充分な用量まで増量していないことがある。がん性疼痛にモルヒネを使用しても,その鎮痛耐性や精神依存はほとんど形成されないことが明らかになっている。薬物依存について正しい理解を深めて,適当な鎮痛薬,麻薬を使用することが重要である。

(b) 鎮　　静

がん患者が末期に近づくと,痛みではなく極度の全身倦怠感が全身をおそったり,あるいは肺がんで肺活量の余力がほとんどなく,患者が非常に強い呼吸困難(呼吸苦)に陥ることがある。その場合は「鎮静」という方法に頼らざるを得ない場合がある。

鎮静とは,①苦痛緩和を目的として患者の意識を低下させる薬物を投与すること,あるいは,②苦痛緩和のために投与した薬物によって生じた意識の低下を意図的に維持すること,をいう。鎮静には静脈麻酔薬や鎮静作用の強いものが使われれる。

鎮静と安楽死の違い　鎮静と安楽死は,意図(苦痛緩和 vs. 患者の死亡),方法(苦痛が緩和されるだけの鎮静薬の投与 vs. 致死性薬物の投与),および成功した場合の結果(苦痛緩和 vs. 患者の死亡)の3点において異なる医療行為である(森田達也・藤本亘史,厚生労働省研究「苦痛緩和のための鎮静に関するガイドライン」2004)。

いくつかの事例を出したが，身体的苦痛は現在でも，がん疼痛への理解，適切な麻薬の取り扱い，医療施設の連携強化により解決できる問題が多い。実存的苦痛も，社会ネットワーク整備でかなりの程度軽減可能と思える。ここでのキーワードは個別施設の間の連携である。

厚生労働省は，がん診療の地域格差をなくす目的で，がん地域診療連携拠点病院を整備し始めた。二次医療圏を単位としてその数は304，また都道府県レベルには別に都道府県がん診療連携拠点病院（47カ所）が指定されている・(厚生労働省，2008)。地域がん診療連携拠点病院の役割は診療体制，研修体制，情報提供体制の3つである（厚生労働省，2006)。

なかでも本稿と関連深いのは「診療体制」の中の，「緩和医療の提供体制整備（病院内のチームワーク体制構築，地域における連携構築)」と「地域の医療機関への診療支援や病病連携・病診連携の体制整備」である。

そこで，Ⅲではこのような体制の重要概念となる連携について，システムの相互作用という視点から考えてみる。

Ⅲ 包括的な緩和ケア体制に向けて

外来通院中のがん患者を対象にした大規模調査では，患者現在の悩みとして，再発・転移の不安，将来に対する漠然とした不安，医療費，治療後の生活・健康管理，死の意識などが上位に上がっている。またそのような悩みを軽減するのに必要なこととして，「医療者との関係」がトップで，これは医療者の接遇と関係が深い。また「自身による解決」も第2位に上がっているが，これはおそらく正しい情報と相談施設の有無によって大きく変わると考えられる。さ

らに，要望として「相談・心のケア」,「家族の協力・理解・支え」,「同病者交流」,行政・医療機関への要望」が上位を占める（厚生労働省「がんと向き合った7885人の声」, 2003)。

このような患者のニーズに的確に答えられるシステムとはどのようなものだろうか。また医療を取り巻く環境の変化は激しい。そのような変化を敏感に感じ取り，素早く適応できるシステムとはどのようなものであろうか。回りの環境に適応するにはわれわれも絶えず学びつつ前進しなければならない。互いに内なる成長が可能なシステムとはどのようなものであろうか。Ⅲではこのような組織作りを念頭に，システムの重要概念である相互作用について考える。

（1）病気ではなく人を見る

疾病構造の変化と新しいニーズの台頭　医師にとって「病気ではなく人を見る」というのは古来から医学の鉄則である。しかし，科学的近代医学の興隆とともにこの基本的な視点はしだいに失われてしまった。緩和ケアはこのような傾向への歯止めだけでなく，原点復帰の運動である。科学的近代医学が，人を見ず病気に注目するようになったからこそ，医学は急速に進歩したのは事実である。しかし，そのような「進歩」とは，科学的近代医学が得意とする急性疾患に対してである。慢性疾患，高齢による退行性病変（いわゆる老化現象），がんの終末期（一括して慢性病変と呼ぶことにする）は，急性疾患のように治癒が期待できない。治癒が期待できない以上，慢性病変状態においては，日常生活に病気が共存せざるを得ない，障害が共存せざるを得ない，死が共存せざるを得ない状況に置かれるのである。

近代医学が援用している科学的方法とは，そのような慢性病変の抱える状況を排除することによって，あるいは純粋に病気にのみ注目することによって発展してきたという歴史的経過から，慢性病変

に対する方法論はそもそも当初より存在していなかった。病気を抱えながら、如何により良く生きるかということが大切となる慢性疾患患者にとっては、「生活の質」いわゆる QOL 向上への期待が大きくなってくる。問題は近代科学が得意とする急性疾患は2、3割程度を占めているにもかかわらず、医学教育、医療制度は大筋急性疾患対応型のシステムのまま現代まで来ているため種々の問題を引き起こしていることである。もちろん、この間、種々の取り組みがされ、改善はされてきてはいるものの、変化のスピードが現在のニーズに追いつかず、いつまでたっても不満が残ったままの状態である。

　1950年代から慢性病変が過半数を超え、7、8割を占めるに至ったが、わが国ではその本格的取り組みは慢性疾患が優位になってからおよそ40年近くたった1990年代に入ってからである。西欧においても慢性病変はわが国とほぼ同じ頃優位となったが、すでに1970年代はじめからそれに対する取り組みを開始している。たとえば1974年のカナダのラロンド報告（ラロンドは時の厚生大臣名）はその1例である。これは健康維持のためには医療制度もさることながらライフスタイル（わが国では数十年遅れて生活習慣病と定式化された）、環境、また（事実にもとずく判断のための）ヒトの生物学研究が重要であるとされた。そしてラロンド報告は、これまでの医療制度充実一辺倒の政策を改め、これらの領域（併せて「4つの保健領域」と呼ばれた）に等しく予算を使うという国家レベルの宣言であった。

　ラロンド報告の関心事は病気を治すことではない。健康をいかに増進するかという視点から病気を見つめ直し、その結果、病気のないことがそのまま健康に等しいわけではないこと、あるいは健康であることは病気でないことを含むこともあるが、それが健康のすべてではないということを、国家レベルで宣言したわけである。その20年後、カナダはポピュレーション・ヘルスのコンセプトによって、

健康を増進させる種々の要因間の「相互作用」の重要性を強調するに至る(What is the Population Health Approach)。

(2) 新しいニーズに応える,システム論的思考

新しいニーズが要請する組織形態と既存の組織の関係　急性疾患と慢性病変とではそのアプローチにおいてどのような違いがあるであろうか。急性疾患では医師と患者の1対1の関係であり,患者のQOLはそのような医療の質という観点から決定される。慢性病変では患者のニーズが関心の中心となるが,患者のニーズは多岐にわたり,チーム対応・組織対応が主となる。

新しいニーズと古くて新しい医学的方法論の問題　近代科学は,ガリレオ,デカルト,ニュートンらによるパラダイムが,その枢軸をなし,医学もその方法論をそのまま利用している。

　この近代合理主義科学のもたらした機械論的世界観は,それを具体化する方法として,観察対象を構成要素に分解して調べるいわゆる「還元主義」を確立させた。その方法とは,問題解決は,必要なだけ,多数の小部分に分割する。単純から複雑への,順序だった連続認識をする。全体はこのような部分を再構築することによって再現できる,という風に定式化される。この考えでは部分同士の相互作用は取るに足らないものとして無視される。人間は機械仕掛けの時計のようなものだという人間機械論はこのような背景から出てきた。

　17世紀以後,このような還元主義的機械論科学はきわめて支配的になり,その興隆は今日まで続いている。しかし医療においてもこの手法が過度に重視され,医療の細分化の習慣を作りだしている。患者を診て病人を診ないというのがそれである。

　この方法論が無視ないし捨象してしまっていたものが慢性病変優位の時代には非常に重要になってきている。それは,簡単に言えば

還元主義とシステム

	還元主義	システム
学問的訓練方向	全体を理解可能な，操作可能な部分に分解する訓練	全体を見る，部分の相互作用をありのままに見る訓練
複雑さのタイプ	静的・詳細（部分の詳細な記述をする）	動的
重視するもの	理論的，首尾一貫性	拡張フィードバック，バランスフィードバック，（関係の）遅れ
長期変動	予測可能	理論的に予測不可能（複雑系）
組織的対応	長期戦略立案	短期の計画は可能だが長期予測は不可能なで，環境の変化に会わせ組織そのものが適用できるようにする
文化的要因	西洋において発達	東洋的な思想になじむ

生活の質を構成する種々の支援機関の間のネットワーク，そのネットワークが機能し始めることによって生じる，自己組織化・創発的性質である。このような視点はさらに全体と部分の関連性といった世界観につながる（表―還元主義とシステム）。このようなシステムを念頭におく組織とはいかなるものであろうか。1990年代前半にベストセラーとなったセンゲの「The Fifth Discipline - The Art & Practice of The Learning Organization」を例にそれを見ていこう（Senge, 1994）。

この本の中でセンゲは，自ら学び発展していく組織は，①自己マスタリー，②メンタルモデル，③共有ビジョン，④チーム学習，⑤システム思考の5の課題を達成する組織であるという。なかでもシステム思考を他の4つの根幹として位置づけ重要視している。

① 自己マスタリー（Personal Mastery）とは，自分にとって何

が大切か絶えず考えること,真実を大切にすることを重視し,自分の人生を創造的なものとしてとらえ進むこと,現実をもっと明確に誠実に直接的に見る目を養うことなどを目指している。

② メンタル・モデル(Mental Model)は,われわれの心に固定化されたイメージや概念をいう。メンタルモデルはわれわれの行動のもとをなす非常に根深いものであるため,意識的にとらえようとしないとわからないことが多い(三つ子の魂百まで)。またそのため,自分で気づくことのない自分自身のメンタルモデルによって,自ずと組織のあり方が規定される。われわれの持つそのような頑固なメンタルモデル(前提)が何であるのか創造的対話を通して見つめる必要がある(チーム学習)。

③ 共有ビジョン(Shared Vision)とは,個人個人のビジョンの集合的表現である。そのため真に共有されたビジョンができあがるには時間がかかる。共有ビジョンができあがるには,個人が自由に自分の夢を語ることができるだけでなく,他人の話を聞く術を学び,他人の夢にも真摯に耳を傾けることのできるような会話が日常的に行われる必要がある(チーム学習)。

④ チーム学習(Team Learning)。現代の組織は個人ではなくチームが学習の基礎単位であることが多い。そのためチームが学べなければ組織は学ぶことができない。また個人が学ばなければチームは学べない。チーム学習で大切なのは,現代では行われることが少なくなった対話(Dialogue)である。対話は人々が自由に語り合い,また影響し合い,言葉を通して新しい意味を獲得したり,共有したりする。そしてみんなが「勝者」になる。これに対して,討論(Discussion)は,ピンポンゲームに似て,誰かが勝つまでつづく。対話と討論が調和されるとき,創造的アイディアが現実において結実する。

⑤ 最後の,システム思考とは,全体を見ること,全体を構成し

ている個々の要素の関係を把握すること，全体と個がつながっていること，全体と部分は不可分であるであるといった認識形態さす。またシステムでは相互作用こそシステムの本質と考える。部分部分が独立した存在として処理される還元主義的思考は相互作用を考慮しない。

　この相互作用の重要な特徴に，「拡張ループ」，「バランス・ループ」,「遅れ」がある（表—還元主義とシステム）。拡張ループは預金の複利方式に喩えられる。金利が元金に加えられ「複利的」増えていく。しかし環境の変化などが影響し成長が制御される（バランス・ループ)。「遅れ」とは製品開発，組織改革など成果を見るまでに何事も時間的な遅れが生じ，それがシステム全体に影響を与えることを指す。これら3つの要素はさまざまに絡み合い，組織に大きな影響を及ぼす。病院は緊急対応の多い職場である。外来救急患者の処置，入院患者の急変，ベッドからの転落事故，医療過誤時の対応など，直ちに行動が要請されることが多い。これは相当のエネルギーを消費する。一方，そもそもなぜ患者がベッドから落ちたのか，病院の組織上の問題か，単なる個別の看護の問題か，不可抗力だったのかなどについて，時間をかけた，より大きな視点からの問いかけが，日常生活の忙しさの中に隠れて，後回しになりがちである。それが繰り返されると（対症療法の拡張ループ），しだいに根本的解決への取り組み意欲が減少する（対症療法的処置が繰り返された結果による，本質的問題解決へのマイナスの作用）。またたとえ根本的解決にとりくんだとしてもその影響は遅れて出現するため（遅れ），その間に応急処置だけですませていたツケがある時点で一気に吹き出る。その結果，取り返しのつかない状況におかれる……システム思考は，相互作用の面から現状をこのように分析し，早目に対応を考える。

　このようなシステム思考を取り入れた「学習する組織」とは一体

どのようなものであろうか。1949年，イギリス・ダラム州ヘーグムーア炭坑での労働者が自発的に作り上げた組織が参考になる。実際，それはチームワークを活用した高業績組織のモデルとして今日まで受け継がれているのである。そこでの組織とは次のようである。

そこの炭鉱労働者の身近には権威のある人など一人としていなかったが，彼らは独力で生産性向上，コスト削減，サイクルタイム短縮，欠勤率低下，勤労意欲の向上といった著しい成果を収めていた（当時のイギリスの鉱業界は機械化を達成したのにもかかわらず生産性は伸び悩み，コスト上昇，労働争議頻発，欠勤率20パーセントなどというように問題が山積していた）。バンフォースらが見いだした炭坑夫たちの開発したシステムと既存の伝統的な作業割当方法と比較すると，以下のようになる。

伝統的なシステムは，複雑な組織編成と単純な職務を結びつけたものである。一方，炭坑夫たちの開発したシステムは単純な組織編成と複雑な職務が結びつけられている。伝統的システムでは，炭坑夫はただ1つの仕事に責任を負い，他者との関係もきわめて限定されたものになっている。炭坑夫たちの開発したシステムのもとでは，炭坑夫たちはグループ全体の職務に責任を負っており，その結果，他のグループのメンバーと協力して様々な課題に取り組むようになる。炭鉱内のありとあらゆる課題をこなすためには，誰と組み，どの勤務シフトに入れられても職務をまっとうするのである（ジョセフ・ボイエット＆ジミー・ボイエット，1999。本書には伝統的組織との詳しい比較表がある）。

組織そのものが国家レベル，地方自治体レベルなどのように大きい場合，このような組織は，既存の統制形態に加えてプロジェクトのような組織横断活動を取り入れ相互連携の強化を計っている。中小規模の病院，あるいは地域連携などの地域と医療機関を結び新たな価値を創造しようという連合体なら，このような考えはむしろ非

常に有益であると考えられる。ただ，そのようなプロジェクトは既存の縦割り組織と異なり非常に動的なものであるため，強いリーダーシップと頻繁な評価，それに達成目的からずれた場合の速やかな組織的対応（修正）が必須である。プロジェクトに魅力を感じるリーダーは多いがプロジェクトのこのような動的側面を理解できないため，失敗することも多い。

(3) システム論的保健政策 Population Health

(a) システムの考え方をベースにする Population Health

Population Health はコンセプトであり，そのコンセプトに基づいて保健政策が実施される (Canadian Population Health Initiative, CPHI)。1974年のラロンド報告では4つの健康領域（生活習慣，環境，ヒトの生物学研究推進，医療制度）を決定し，これまでの医療制度にのみ注目していた施策から予防医学も含めたヘルス・プロモーションを推進していった。それから20年，1994年にカナダ政府は Population Health を公表したが，これはヘルスプロモーションの考えをさらに進め，相互作用重視というシステム論的なコンセプトを前面に出したものになっている。健康とって重要と考えられるして12のカテゴリーをかかげる一方で，カテゴリーはそれぞれ単独で存在しているのではない (Do not exist in isolation) ことを強調し，関係機関の連携推進に積極的である（12のカテゴリーは，収入と社会的地位，ソーシャル・サポート・ネットワーク，教育と識字率，仕事と就労状況，社会的環境，物理的環境，個人の健康習慣と対処能力，子供の健全発達，生物学と遺伝的資質，保健サービス，ジェンダー，文化，を指している）。

(b) 包括的システムにおける相互作用の組織的意味

それでは，このようなコンセプトの元では相互作用を組織上どのように位置づけたらよいだろうか。CPHI それ自体の目的は「カナ

ダ人の健康維持・向上」である。その目的達成のためには，まず12のカテゴリーを推進する組織（CPHIから見た部分部分）が全体の目的を達成するための部品として一定の能力を持ち合わせていなくてはならない（1つの部品が突出して優秀である必要はないし，またそれは不必要で無駄である）。そして，相互作用とは，それらの個別のカテゴリーを淀みなく結びつける見えない糸である。個別の部品が要求される一定レベルにあっても，それがスムーズにつながらなければ組織の目的は達成されない。組織目的達成には部品間のスムーズな相互作用が鍵であるので，「相互作用」を統括する部門は個別部署の上になければならない。

わが国の連携には，この相互作用に対する重要性への認識が乏しく，それは実は連携の意味を十分は把握し切れていないところから生じていること，また実際，たとえそれが小さなプロジェクトであっても，相互作用重視のシステムを実行に移そうとしても，既存組織の有形無形の抵抗が大きく，実行意欲を削がれてしまうといったことも考えられる。

(4) 成果を出す

<u>包括的地域医療体制と連携のあり方を考える</u>　相互作用はシステムが目的達成のために必然的に行う働き。われわれがよくつかう連携ということばは通常は，その相互作用にプラスの価値，推進すべきもの，しなければならないものという価値判断を付与したものとして，使われることが多い。

(a) わが国における連携について

<u>デンマーク厚生大臣の話</u>　平成12年（2000年）4月，介護保険がわが国に導入されたときは，期待と同時に不安も大きかった。そんなおり大阪市主催のシンポジウムが開かれ，デンマークの厚生大臣の招待講演があった。そのときの話はこうである。「初めて日

本に来て驚きました。皆さんの着ている服はデンマーク女性のより上等です。車も立派です。地域の保健施設や医療施設も見て回りました。そして，またその立派さに驚きました……デンマークが日本に勝っているところがあるとすれば，それは連携の質です。」

あの当時（平成12年）といってもそれほど昔ではないが，患者が退院して在宅療養したいと言うのを聞いたら，医療者でもそんなこと出来るのか，病院にいた方がましだなどと本気で考えた時代である。そんな折個別の施設は日本が勝っているなどと言われてもなかなかうなずくわけにいかなかった。日本では病院の中にいても，外（地域）にいても，どこに行っても縦割り組織の弊害ばかりが目についた時期でもあった。

日本の驚異 では日本にはそのような連携をはぐくむ組織は無かったのだろうか。そうではない。立派な組織があったのである。しかも，その組織を真似ようと世界中から訪問客が絶えなかった。1980年代のわが国の製造業の活躍である。Juran（1986年）はその著書の中で次のように述べている。「数年前，アメリカのゴム関連の国際企業社長が，次期戦略を練るため，連れだって世界各地を視察した。彼らの得た結論というのは，どこの国であっても，生産性，製品の質などどれをとっても大差ないということだった。ただ一国，日本を除いては。日本は成績がよいだけでなく，遙かに他国を凌いでいたのである。しかし，アメリカ人たちは当惑の色を隠せなかった。日本の工場を訪れた彼らにとって，日本人は同じ材料を使い，同じ設備を使い，同じ製造工程を採用していたからである。多くの議論を経てその理由が見えてきた。日本人は毎年毎年数限りない改善運動を続けていたのである。

しかし，それでもなお，欧米がいくら努力してもなかなか日本の生産性を超えられないという。例えば，トヨタの高生産性を研究した報告では，トヨタはすべてオープンで工場見学も自由に出来き，

「あらゆる」ところを真似したつもりでもなおかつ微妙で模倣困難なところがあるという (Johnston SJ, 2001)。

自動車作りは，ヒトを快適に運ぶという使命のために，何万点もの部品を用いて，短い時間で，安く品質のよい，製品（車）を作る作業である。製品完成までには数多くの工程を経るが，トヨタでは工程間の隣通しの関係を「顧客」という考え方でとらえているという。車を買いに来た顧客は，単に車を買うだけでなく，その後のサービスを買い，製品についての苦情・要望・提案などをしてもらえるありがたい存在としてとらえる。工程ごとに生じたそのような苦情・要望・提案を他工程への批判ではなく自らの工程改善のための良い機会ととらえ，感謝するという意識があると言う。また快適な車に仕上げるにはタイヤだけではできず，座席だけではできない，部分部分が調和しはじめて快適な車になるという意識が共有され，互いに互いの作業を感謝するという意識が共有されているという。

これは米国人が米国企業との比較から見たトヨタの分析であるが，我が国の（成功している）製造業で多く見受けられる風景ではないかと思える。ここには目に見えない，システムで言うところの相互作用が機敏に働いている。これを真似るのは上意下達が専門のアメリカの企業にはなかなか真似ができないらしい。

医療のおける包括的システム ところが，一転，翻ってわが国の医療界はどうであろうか。もちろん，医療は民間のような自由競争ではないため簡単には比較はできない。しかし，カナダの例やイギリスの National Health System (NHS) がトヨタの生産方式をさかんにとり入れて，医療システム改善にとりくんでいるのとくらべると，わが国はまだまだ遅れている感がある。しかし，厚生労働省が推進するがん治療の均てん化（がん治療の地域差をなくす）構想のなかで，全国に300以上の地域がん診療連携拠点病院を指定し，その中の，目玉となっているのが，地域における緩和診療体制整備

であることを考えると，システム論を枠組みとしたがんを対象とした地域の包括的システム整備のチャンスがある。

そのようなシステムは，慢性病変を抱える患者の「生活の質」いわゆる QOL を目指したものになり，QOL を支える多くの関係機関，病院，かかりつけ医，歯科医，薬剤師，訪問看護ステーション，居宅介護支援事業所，地域包括支援センター，医療ソーシャルワーカなど多くの関係機関の相互作用を推進するような組織を目指すことになる。

多くの病院が「地域連携室」という部署を置き地域のかかりつけ医の先生との連絡調整を行っている。しかし，連携とはあくまで手段であって，地域連携であれば患者の主治医決定，入院手続き，入院，退院，在宅療養など一連の流れをスムーズにし，患者の生活の質を向上するといった目的を持っている。ところが，地域連携室が例えば病院長直属でなく，一事務部の下にひっそりと位置づけられていたりすることのために，権限がもともとない。そのため，何のための連携か，今のままの連携でよいか，今後どうすればよいかなどという質問は，現場の連携室で働いていて誰もが疑問に思うものの，疑問を解決するメカニズムが無いため，解決されることは非常に少ない。

病院内でそのような相互作用を可能にするには，少なくとも組織図上，連携部門が院長の下にあるような組織が必要であろう（図―四国がんセンター）

Fifth Discipline はパラダイム・シフトである。パラダイムシフトには強いリーダーが必要である。

ジョン・ロールズの正義論の中に「無知のベール (Veil of Ignorance)」というのがある (Rawls, 1971)。お互い相手の身分を知らない，どんな風に生きてきたかも知らない（無知のベール），ただ一人の人間としてどうなったら病院をよくできると思うか，と質問する

と，第一線で働く人の答えはすばらしく建設的である。ただ，言っても無駄だからいわないだけとの返答が最後に返ってくる。「チームワークを活用した好業績企業」とは対照的である。

残念ながら価値観の多様化しつつある日本で，かってのように阿吽の呼吸で組織が動くことはない，コンセプトだけで人は動いてはくれない。人々が動くにはそれだけの動機づけがいる。理念を実現している，このリーダーにならついて行ける，組織が自分の実現したい方向に動いているなど。その上で，第一線で蓄積された，すばらしい経験を全体計画に組み込み共有できる手法があれが強い組織になれる（野中郁次郎・竹内弘高，2001）。

(b) **おわりに**——外国に学んだ日本，日本に学んだ外国。再び外国に学ばなければならない日本——

明治維新以来，わが国は西洋の恩恵を受けて発展してきた。それが1980年代になって突如，日本の製品の優秀さに驚嘆した外国人が大挙してわが国に押し寄せてきた。

そこで学んだ手法は早速自国の改善に利用している。例えば，1986年，米国で National Quality Award（NQA）が制定された。これは品質管理の優れた会社を表彰しようというもので，日本の品質管理から学んだものである（蛇足だが日本の品質管理は米国人 Dr. Deming, Dr. Juran が戦後まもなくわが国に伝授したものである）。この NQA には保健領域用のものもあり，内容が優れているため，アジア諸国では今この NQA を品質管理のスタンダードとして採用しているところが多い。

われわれも連携を言葉だけで終わらせるのではなく，それを実現するための手法を外国から真摯に学び取り，わが国の包括的地域医療体制をさらに発展させる時ではないだろうか。

東洋には相互作用についてのすばらしい伝統がある。国訳大蔵経第五部（1985）から引用しよう。

「因陀羅網とは帝釈天の宮殿に懸けたる網にして，其の網は目毎に明珠を以て厳飾せるが故に，無数の明珠は互いに相映じて燦爛たる光輝を放てり。明珠互いに相反映するが故に，一珠の内に他の一切の珠影を印現し，其の一珠に印現せられたる無数の珠も，亦互いに他の一切を顕現し，二重三重，乃至重重無盡に累現して窮まることなし。事事無礙の縁起もまた是の如く，一の中に一切を容れ，所容の一切は，一一亦他の一切を収めて，重重無盡に縁起するが故に因陀羅網の譬喩に寄せて，無盡の幽意を示せるなり。」

しかし伝統だけでは何も起こらない。現実変革には，現場のすばらしい知恵と理念をむすびつける手法が要る。システム思考にもとづいた組織づくりはそのための大きな力となる。

(圓山　誓信)

# 6

がんをめぐる看護学

Ⅰ 現状と到達点
Ⅱ がん患者の生と死を支える看護
Ⅲ 日本人の死生観からの介護,
  終末期ケアをめぐって

● 終末期の保健福祉

I 現状と到達点

(1) 終末期にある患者の看護を方向づける看護の考え方

　終末期看護は，病気や身体的状態によって死がある程度予測される患者とその家族を対象者とし，患者の死までと患者が亡くなった後の遺族への看護と考えられている。終末期にある患者と家族に対して，どのような看護をするかは看護の定義，つまり看護とは何か，看護師は何をするのかを定義することによってその現れ方が具体的になる。看護の定義は，看護の理論家達によって提示されており，その構成要素は人間の健康と生活に焦点をあて，人間を身体的，心理社会的，霊的な存在として包括的に理解するという点ではどの理論も共通している。私は，看護師の実践を方向づける看護理論を研究テーマとしている。それは看護師がいかにして患者に最善の看護を提供するかを検討することである。それはまた，がんなどの病気で終末期にある患者が心身ともに安らかにその人らしい生き方で最後を迎えられるように看護師はどのように支援したらよいのかを考えることであり，そこには，患者の家族，看護師，医師，他の医療従事者のそれぞれの役割を問うことが含まれる。

　日本の看護学は，近代看護の発見者であるフロレンス・ナイチンゲールの看護の考え方とこれにつづく現代の看護理論を基盤に，日本独自の文化と生活の中で求められる看護を実践しようと努力している。現代看護が強調する「人間を看護する」という主張は，ナイチンゲールの「看護とは，病人の看護であって病気の看護ではない」から出発している（ナイチンゲール．1893）。ナイチンゲールは，その著書「看護覚え書」に，新鮮な空気，暖かさ，清潔，食物の適切な選択と供給がなされることが「最善の状態に患者をおくこと」であるとしている（ナイチンゲール，1859）。ナイチンゲールのこの

看護に対する考え方は終末期にある患者をも含め,看護の全ての対象者に適用されるものであり,対象者の健康を生活の側面から支援していくことが看護の基本的な役割であるとするものである。

今日の看護学には,周辺の諸科学の進歩とあいまって,その人にとっての「最善の状態」は,生活体であるその人の基本的欲求が満たされている状態,あるいは,その人が満たそうと努力している状態であるという考え方がある。この生活する人の基本的欲求を充足することを中心にして看護論を展開しているヴァージニア・ヘンダーソンは,看護の独自の機能を「病人であれ健康人であれ各人が,健康あるいは健康の回復(あるいは平和な死)の一助となるような生活行動を行うのを援助することである」とし,看護の対象者である人の平和な死(peaceful death)への援助をも看護の役割としている(ヘンダーソン,1960)。ヘンダーソンは終末期にある患者への看護の役割を,「死ぬ瞬間まで精いっぱい生きることができるように人々を助けること,その人とその人を愛する人たちが死を受け入れることができるように助けること」であり,その全ての場における終末期のケアの目標は,①最高の質をもつ緩和ケア,②精神的支え,③患者と家族を支持し決定をわかちあう,ことであるとしている。そして,終末期にある患者のケアの第一の原理は患者にかかわる家族と医療従事者の協力であること,そのために終末期ケアでは,患者の家族の役割をはじめとして全ての医療従事者がそれぞれの役割を明確にして連携していくことが重要であると強調している(ヘンダーソン,1978)。

そこで,がん患者への終末期看護は具体的にどのように行われているのか,どのような課題があるのかを,当該病院の倫理委員会より許可を得てまとめる際に私も参加した研究の事例を通して紹介したい(浅見,2005)。

Aさんは，病気のことは全て自分で決めていた。健康時より家族内でリーダーシップをとっていた。Aさんが治療を受けている過程で夫の胃がん手術，長女と次女の受験もあった。痛みのコントロールは良好でない時もあったが，病状が安定すると，自宅で過ごすことを希望した。家族はAさんの思いを最優先に考え協力していた。娘たちは，母親の死が近いことを伝えられた頃は戸惑いが大きかったが，病状の悪化に伴い個室に移動した後は交替で付き添い，看護師の勧めに応じて下肢マッサージなどのケアに参加した。看護師は夫に情報を提供し，娘たちにもケア時に病状の説明をした。症状の悪化に伴い夫に決定権が委ねられた。家族の考えと気持ちはAさんの苦痛を軽減するという点で一致しておりまとまりがあった。その中で娘たちも落ち着いていった。Aさんは「眠りたい」と希望した。そして，家族全員に看取られ最期を迎えた。Aさんは，死を迎えるまでの経過の中で看護師に病気になったことの悔しさ，死の恐怖，家族への思いなどを話していた。看護師も傾聴につとめた。Aさんと看護師の信頼関係が家族との関係にも生かされ，病状の変化にも家族全員で対応することができた。

　Bさんは，肺に転移していると聞いていた。明るく温厚な性格で，夫と次女と3人暮しであり，Bさんと夫は互いに信頼が強いように見受けられた。家が病院に近いので夫は朝夕面会に来ていた。痛みのコントロールが必要となった当初，Bさんと夫，長女，次女共に強い鎮痛薬は使用しないと意見はまとまっていた。その後，Bさんの呼吸困難と苦痛の出現に伴い症状を緩和するために内服を始めた。しだいに，呼吸困難と全身の苦痛が増強していったが，夫は強い鎮痛薬の使用を拒否した。家族は，「最後まで治療してほしい，強い鎮痛薬は使用したくない，会話をして，食べて，長生きして欲しい」という希望であった。看護師が鎮痛薬について説明すると，夫は，「あなたはそれを使ったことがありますか。ないでしょう。私もありませんから，本当の効果はわからない」と言っていた。看護師から夫に，少し話を聞きたいと何回か促しても，「『具合が悪い』とか『死亡する』という前提の話はしたくない」と話し合いを始めること自体に消極的で拒否的であった。Bさんが「もう楽にして，わがまま言わせて」と希望した

時点で,夫は,医療者のモルヒネ使用の勧めを了承した。永眠される9日前だった。開始後も,家族は相談してからにしてほしいとモルヒネの使用を保留にさせ,積極的な使用を希望しなかった。開始後数日で譫妄状態が出現した。家族は,再度,モルヒネの減量を希望した。夫は,「薬は使いたくない。アルツハイマーの末期のようだ。本人は苦しくなくていいかもしれないが」と,モルヒネの使用は納得できずに受け入れがたい様子であり,家族には不満が残っていたと感じられた。Bさん自身は外出時に遺影の準備などをしていた。しかし,家族は最期まで,Bさんの死を迎える準備ができずに,死を現実のものとして受け入れ難いようだった。夫は最期まで治療を希望し,Bさんの苦痛の軽減を最優先にしたい医療者との溝は埋められなかった。

看護師は,他の医療従事者よりも患者と共にいる時間が長い。そして,患者の症状,治療に対する反応,願望,死への恐怖や不安,希望を感知する多くの場と機会を有している。患者や家族は看護師と患者に行う身体的ケアを通して信頼関係を深める。看護師は看護の役割と機能を再認識し,他の医療従事者と「チーム」として連携をすすめていくことが課題となる。

(2) 終末期にある患者の家族への看護

荒川らは,終末期を迎えている患者の家族に対する看護の役割を次のように述べている。看護師は,家族が患者との死別そのものを避けられないものであると認識し,別れへの準備を整え,患者と心の通い合った別れができるよう支援する。そして,家族がその喪失の事実に適切に対処して健全な家族として機能し続けていけるよう援助することが重要となる。家族の1人が病気になり,終末期を迎えているという状態は,家族の構成そのものを変えてしまうこととなり,それは家族という集団全体の生活に変化を及ぼすことになる。家族の状態の変化は,家族成員間の相互作用,役割構造,感情構造の側面から捉えることができる。家族にとって,家族の1人が病気になり,終末期を迎えているという状態に適切に対処できない場合

は，家族全体に危機をもたらすことになる。家族にとっては，その危機に対処するために今までの家族成員間の相互作用，役割構造を調整しなおして，その状況に適した新しい家族集団としての組織をつくり，新しい生活様式を獲得していく過程が重要となる。この過程において家族成員間の感情構造もその状況を克服しうるように変化し強化され，家族としての凝集性を高めることにもつながる。すなわち，看護師は家族が危機に対応するこの過程の一つ一つの危機克服の経験を支えていく役割がある（荒川，1989）。

そこで，前述した2事例も含めて，終末期の患者と家族の危機への対応を示す特徴的な型について事例を通して説明したい。終末期にある患者と家族の役割構造の変化は，患者と家族の関係から，『受け入れ調和型』（『受け入れ調和・患者主導型』・『受け入れ調和・患者家族並行型』），『リーダー交代成長型』，『停滞型』の4つの特徴ある型に分類できる。『受け入れ調和型』は，入院患者の多くにあてはまる型であり，患者と家族が肯定的に治療と看護を受け入れていく型である。この型は，『受け入れ調和・患者主導型』と『受け入れ調和・患者家族並行型』に分類できる。前述した事例のAさんとその家族は，『受け入れ調和・患者主導型』である。Aさんは48歳と若く子供は2人ともまだ独立していなかった。健康時にはAさんは仕事を持っており，夫も仕事で忙しかった。Aさんは自分の病気と治療を理解していた。その上で治療後は自宅へ帰り，家族内での自分の役割と責任を果たしたいという目的をもっていた。患者であるAさんが意思決定し，家族も患者の選択を最優先にして危機に対応できる成人期の家族の型である。もう1つの『受け入れ調和型』の『受け入れ調和・患者家族並行型』は，患者が71歳と高齢であった。患者は既に隠居しており，3人の子供は全員独立し家庭をもっている。成人した子供はそれぞれに高齢の母親である患者の治療に対する考えをもっている。患者は普段から重大な決定は子供と相談

して決めていた。この家族の危機への対応は，高齢である患者の意思を尊重しながら社会的に自立している壮年期にある子どもが患者に代わって意思決定していく家族の型である。老年期の患者をもつ家族では，家族内での患者の役割機能の低下がある。反対に家族は，仕事とそれぞれの家族における役割があり自宅介護に不安がある。このことから『受け入れ調和・患者主導型』に比較すると患者の退院を望む家族の思いは低いが，子どもである壮年期にある家族員がそれぞれに役割を果たしていくために必要とする情報が危機の回避を図るうえで重要となる。

終末期の患者と家族の危機への対応の特殊な型としては『リーダー交代成長型』と『停滞型』がある。『リーダー交代成長型』の患者は年齢も若く患者が家族のリーダーの役割をもっている。患者の年代が似ている『受け入れ調和・患者主導型』と異なる点は，患者に代わってリーダーの役割をする家族員の準備が整っていないところである。老齢の母，結婚して間もない幼児を持つ娘，若い息子というように，リーダーを交代する家族員が発達段階にある。若い家族員が変化を受け入れられないまま，決定権が委ねられるリーダーの交代をせまられる若い家族の型であり，若い家族員が意志決定していく過程を支援する看護師の役割を必要とする。『停滞型』は，前述した事例のBさんとその家族のように，家族が患者の回復を願う気持ちが強く，患者の死を受け入れられず，医療者との関係もうまく進まないという状況の家族である。この家族の構成は家族が分離する時期にあるという特徴がある。Bさんは家族内の調整役でありリーダーであった。しかし，Bさんの状態が悪くなった時点においてもその家族の役割交代がうまくいかなかった。家族の新たな調整役が不在の状況の中で周囲からのアドバイスを受けられなかったことも危機への対応力を高められなかった要因と考えられる。このような状況にある家族に対しては，医療チームのどの職種が家

族の危機への対応力を高めていく役割を発揮できるかを考え医療チームが連携して支援していくことが必要といえる。

　看護の対象者は個人や家族である。看護師が具体的に患者と家族にかかわっていくには対象者のとらえかたが重要となる。従来の家族のとらえ方は、患者を取り巻いている家族としてのとらえ方である。このとらえ方では看護師は患者を通して家族とかかわるのである。家族の中に患者にとってのキーパーソンを特定し、情報は家族の中の一人であるキーパーソンから得ることなる。このやり方では患者の病気によって変化する家族員の関係性や行動に関する情報、そして患者と他の家族員がどのように影響しあっているのかの情報を得ることは難しい。また、キーパーソンに負担がかかりすぎ家族のバランスを崩しやすいという問題がある。これに対し、最近では、家族を1つのケアシステムとしてシステム論を基礎にしたとらえ方が提唱されてきている。家族の考え、発言や行動を家族全員の関係性を視野に入れ評価していこうとするものである。このとらえ方は家族の行動に影響を与える環境を考慮に入れるとともに、家族全員がどのように相互作用をもち、支えあっているかを査定するというものであり、家族全体のバランスを考えて家族の治癒能力を高めていくようにかかわるための家族のとらえ方である（森山, 2003）。

　前述した終末期の患者と家族の危機への対応を示す特徴的な4事例の家族の型における患者と家族のとらえ方とかかわり方では、家族の中の患者とキーパーソンを見る、個々の家族員を見る、家族成員間のつながりを見る、家族の決定を見守るなど、家族全体をとらえながらかかわっている。看護師は、家族を患者の背景としてとらえながら、家族全員の関係性を視野に入れかかわるという両方の家族のとらえ方をとりいれているのである。がん患者の長い治療経過のなかで、家族が家族の機能を維持し患者の闘病を支えるために、どのように家族の中の役割を変化させているのかをキーパーソンを

通して早期に的確に把握することは，看護の方向を見出すことにつながる。看護師は，家族とのかかわりでは，新しい家族のリーダーが必要となる前から，家族の中で誰がリーダーとなりうるのか，家族員はリーダーにどのように協力していけるのかを見極め，タイムリーに介入していくことが重要である。また，看護師は患者の病状が悪化する前に，入院の早期から患者を含めた家族全員との関係をとりつつ，患者の病状に関連する情報を提供していくことが重要となる。そして，情報を提供しつつ，家族は患者の治療に対して何を考えているのか，何を希望しているのか，どのように最後を迎えたいと考えているのかについて情報を収集していくことが，患者の苦痛に対応する終末期看護では重要となる。終末期の患者と家族の治療や看護に関するスムーズな決定を促していくために，その家族独自の決定プロセスを継続的に把握し，そこに生かせる情報を提供することである。そして，これは，看護師が専門家として家族の決定を支援する看護介入の方向性を見出すことにもつながるのである。そのためには，日々看護師個々が何気なく観察し得ている患者と家族の病状や治療に関連する考えや思いを実際の看護に生かせる情報としてチームで共有し，看護の知識と技術としていくことが重要となる。

（3） 看護師の役割と医療チームにおける連携

終末期にある患者と家族を看護していくために，看護師は，看護の役割と機能を再認識し，他の医療従事者と「チーム」として連携していくことが課題となる。菊地は，チームの定義に共通した要件を，「共通の／共有された目標」をもち，「メンバーは相互依存的な協同」する「小集団」としている。そして，対人援助サービスを行う多職種チームを次のように説明している。多職種チームは，課題を達成するために必要な知識，技術，態度をもったメンバーで構成

され，チーム内で課題達成にかかわる意思決定を行うが，同時にそれに必要な権限も与えられている。このチームの構造は地位と役割により説明される。地位とはチーム内の階層，つまり意思決定における上下関係の有無である。役割とは役割の横断的共有を行うかどうかである。多職種チームには，患者へのアプローチのしかたにより3つのモデルがある。病院組織の医療チームに多くみられるのはマルチディシプリナリー（multidisciplinary）・モデルである。このモデルのアプローチの特徴は，各医療職者が患者の情報のアセスメント，ケアプラン作成，ケアの提供を個別に行うことである。チームのリーダーシップとコントロールの役割は，患者の治療に対する専門性と法的責任において医師に帰属する。そのためチームの中の地位は階層的であり，チーム内の協同と連携が十分に行われない傾向にある。結果として，患者に対しては何らかの不利益が生じることがある。他のチームモデルには，各職種間のコミュニケーションにより患者の情報を共有し，情報のアセスメント，ケアプラン作成，ケアの提供は各職種による協同と連携のもとに行うというインターディシプリナリー（interdisciplinary）・モデルがあり，このモデルの構造がさらに発展したトランスディシプリナリー（transdisciplinary）・モデルがある。これらのチームモデルは，チームに課せられた課題にあわせて最も適したチーム構造のものが選ばれる必要がある。それぞれのチームのアプローチを効果的にすすめるために，チームメンバーが専門職としての能力を高めること，そして，チームカンファレンスで，患者の状態を共通理解し，患者の治療やケアについて話し合い，目標を設定し各職種が全体を見ながら相互依存的な関係をもち協同し連携していく必要がある（菊地，1999）。

終末期にある患者と家族への看護では，看護師は医師と連携して患者にケアを実施することが多い。そのケアの場面で看護師と医師は，患者と家族に病名や予後をどのように知らせるかということに

ついて話し合っておかなければならない。看護師は，医師が患者と家族に病名や予後を説明するときに同席し，そこで，患者と家族の理解と反応を知る。そして，これから患者と家族に最善の看護を実施していくために看護師たちはあらゆる看護場面でどのように対応するかについて看護チームで意思統一しておく必要がある。看護師は看護師としての考えと態度を決めるためにカンファレンスをして話し合わなければならない。そして，看護師はその結果を医師に伝え医療チームとしての態度を決めていくのである。このことが医療チームとして医師と看護師が連携して終末期の患者と家族に最善の医療を実施する上で果たさなければならない重要な役割となるのである。

　また，がん患者の終末期においては痛みによる苦痛を軽減することが医療チームの課題となってくる。終末期におけるがん患者のQOLを高めるために，痛みによる苦痛を軽減する最善の方法を医師と看護師は考え，それぞれの役割において協同して実践しなければならない。痛みを軽減するために鎮痛薬を増量したことにより患者に譫妄状態が出現した場合には，家族は患者の変化に困惑し悲しい思いをする。家族は患者と普通に会話もできないことを理由に，鎮痛薬の使用を拒否する場合が多い。患者と家族の会話をしたいという意思を尊重して痛みをできるだけ軽減していくために看護は何ができるであろうか。暖かいタオルで体を拭き，手足をマッサージしても患者の痛みを軽減するには限界がある。がん患者の終末期のこの痛みを軽減するために，看護師は患者と家族の希望に沿った鎮痛薬の使い方を看護師として考えなければならない。それは，患者はどの程度の痛みは自制できるのか，現在使用している鎮痛薬はどの程度効果があるのかを知るために1日の生活の中で患者の痛みの変化を観察することである。また，家族は看病に疲れていないかなど，24時間患者の生活の中にいる看護師は細かな観察をして患者と

家族にとって最善な鎮痛薬の処方と使用方法ができるように医師に情報を提供して医療チームとして連携していかなければならない。医療チームの連携において看護師として役割を果たすためには，看護師は医療と看護について最新の知識や技術をもつことである。これにより，看護師は医療チームにおけるカンファレンスにおいてもその実践により看護師として患者にとって責任ある発言と情報の提供ができるのである。終末期にあるがん患者と家族に対して最善な看護を実施することが看護師の責務である。

〔参考文献〕
F・Nightingale（湯槇ます他編訳）「病人の看護と健康を守る看護」『ナイチンゲール著作集第2巻』（現代社，1974（1893））
F・Nightingale, Notes on nursing, London, 1859：HARRISON, Bookseller to the Queen.
V・Henderson, 1972（1960）：Basic principles of nursing care, International council of nurses.
V・Henderson（荒井蝶子他編訳）『看護の原理と実際（第5巻）症候と看護』（メヂカルフレンド社，1979（1978））
浅見澄江＝三間真希子＝宮下一枝＝村山みゆき「ペインコントロールが必要な患者と家族への支援—ターミナル期を迎えた患者と家族の役割変化と看護介入—」看護研究，新潟県立がんセンター新潟病院（2005）52-58頁
荒川靖子＝佐藤禮子「終末期患者の家族に対する看護—家族ダイナミックスへの看護介入のあり方—」看護研究22巻4号（1989）323-341頁
森山美知子『ファミリーナーシングプラクティス—家族看護の理論と実践—』（医学書院，2003年）
菊地和則「多職種チームの3つのモデル—チーム研究のための基本的概念整理—」社会福祉学39巻2号（1999）273-290頁

（金子　史代）

Ⅱ　がん患者の生と死を支える看護

（1）　がん患者を取り巻く医療・療養環境

がんがもつイメージの変化

わが国における死因のトップは悪性新生物（がん）である。1981年以降，それまでの脳血管疾患に代わり，がんが一貫して第1位を維持し増え続けている（図1）。厚生労働省の統計では，2006年のがんによる死亡者数は32万9,198人で，前年度より3,257人増えている（表1）。これは全死亡者数の30.4％を占め，「3人に1人ががんで亡くなっている」ということになる。

かつてがんは治らない病気，死を免れ得ない病気と捉えられ，がん告知は患者に衝撃を与え，生きる意欲を失わせてしまうとタブー

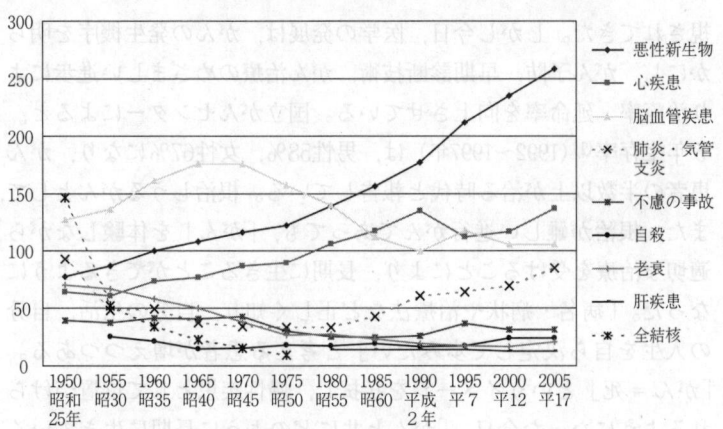

図1　主要死因別にみた死亡率（人口10万対）の推移

資料　厚生労働省「人口動態統計」
注　　平成6年までは旧分類によるものである
　　　（厚生統計協会編　国民衛生の動向54(9) P.47. 2007）より作成

表1　3大死因の死亡数（人口10万対）の推移

	全死因	3大死因	悪性新生物	心疾患	脳血管疾患
昭和25年（'50）	904,876	223,533	64,428	53,377	105,728
昭和35年（'60）	706,599	312,282	93,773	68,400	150,109
昭和45年（'70）	712,962	390,703	119,977	89,411	181,315
昭和55年（'80）	722,801	447,586	161,764	123,505	162,317
平成2年（'90）	820,305	504,835	217,413	165,478	121,944
平成7年（'95）	922,139	548,780	263,022	139,206	146,552
平成12年（'00）	961,653	574,754	295,484	146,741	132,529
平成17年（'05）	1,083,796	631,913	325,941	173,125	132,847
平成18年（'06）	1,084,488	630,276	329,198	172,875	128,203

資料　厚生労働省「人口動態統計」
注　　平成18年は概数
　　（厚生統計協会編『国民衛生の動向』54(9) P.48. 2007）より作成

視されてきた。しかし今日，医学の発展は，がんの発生機序を明らかにし，がん予防，早期診断技術，がん治療のめざましい進歩により治癒率・延命率を向上させている。国立がんセンターによると，5年生存率[(1)]（1992～1997年）は，男性58％，女性67％になり，がん患者の半数以上が治る時代と報告している。根治しうるがんとして，また，根治が難しい進行がんであっても，「がん」を体験しながら適切な治療を受けることにより，長期に生きることができるようになった。「病名・病状や治療法など正しく知り，自分の生活，自分の人生を自ら決定して歩みたい」と考える患者が増えつつある。「がん＝死」というイメージを払拭し，慢性疾患として位置づけられるようになった今日，「がんと共にどのように長期に生きていく

---

(1) 生存率：治療開始から5年間再発がなければ治癒とみなされる。

Ⅱ がん患者の生と死を支える看護

図2　がん患者の治療の種類と患者にとっての最良の場所

治療の種類	最良の場所　　　　　　　100（％）			
がんを治すことを目的とした治療	病院			
延命を目的とした治療	病院	施設ホスピスケア		在宅ホスピスケア
緩和ケア	病院	施設ホスピスケア	在宅ホスピスケア	

(川越厚「在宅ターミナルケア」系統看護学講座, 別巻10『ターミナルケア』304頁, 医学書院, 2001年)

のか」という視点の転換が求められている。

がん治療・療養の場　がん患者の経過は, 転移や再発を繰り返し終末期に至るまで長い経過をたどる。がん発見（症状の発現）から, がんの診断, 治療, 寛解・共生・増悪を経て治癒または死亡の転帰をとる。がんの治療法には, 手術療法, 放射線療法, 化学療法, 免疫療法がある。がんの性質, 病巣部位, 病期によって最適とされる治療法が選択される。昨今, がんの治療法は単独で行われることは少なく, 各種の治療法の組み合わせによって相乗効果が期待されている。複数の治療法を併用した集学的治療が, がん治療の主流となっている[2][3]。病期における医学的方針は, 大きく3つに分けられる。まずは治癒を目指した治療, それが不可能であれば生存期間の延長, さらに病態が進行した病期では症状の緩和が指向される。

治療・療養の場には, 病院, 施設ホスピス, 在宅ホスピスがある。

---

(2) 季羽倭文子他監修『がん看護学　ベッドサイドから在宅ケアまで』(三輪書店, 1998年) 24-29頁
(3) 平野実『がん医療・がん看護』(南山堂, 2004年) 11-22頁

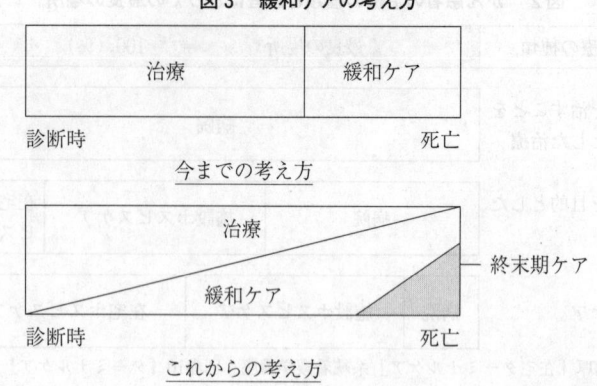

図3 緩和ケアの考え方

```
|   治療        |  緩和ケア  |
診断時                        死亡
       今までの考え方
```

```
|      治療        /|
|             /    |── 終末期ケア
|      緩和ケア     |
診断時                  死亡
      これからの考え方
```

病期にあった治療によって,また患者・家族の希望により療養の場が選択される(図2)。治癒目的の医療の提供の場は,最新の治療体制をもつ病院である。しかし,治療が奏効せず中止,または治癒の見込みがなくなった場合は,病院から,施設ホスピス,在宅ホスピスへの転院,移行が検討される。治癒の見込みのない患者にとって,がんの進行とともに出現する身体的な苦痛はもとより,「死」を意識することによる苦悩と悲しみは計り知れない。こうした患者・家族へのかかわりに,専門的なケアが求められている。

緩和ケア(palliative care)は1990年,WHOで「治癒を目的とした治療に反応しなくなった患者に対する積極的で全人的なケアであり,痛みや他の症状のコントロール,精神的,社会的,霊的な問題を優先する。緩和ケアの目標は患者と家族のQOL(人生・生活の質)を高めることである。緩和ケアは疾患の初期段階においても,がん治療の過程においても適用される」[4]と定義している。従来の

---

(4) 世界保健機関編,和田文和訳『がんの痛みからの解放とパリアティブケア──がん患者の生命へのよき支援のために──』(金原出版,1993年) 5-13頁

考え方との相違は，患者ががんと診断されたときから始まり，がん治療のあらゆる過程に適用され，全人的な QOL を重視したケアを推奨している（図3）。今日，その理念は普及し病院においても，緩和ケアチームの組織化，また緩和ケア病棟が開設されるようになった。

インフォームド・コンセント　インフォームド・コンセントは「説明と同意」，または「十分に知らされ，納得した上での同意」と訳されている。1946年，第二次世界大戦終結後のニュールンベルグ宣言に始まる。インフォームド・コンセントには，2つの性格があることが広く知られている。1983年，米国大統領委員会報告書では「インフォームドコンセントの概念は法律上のものであったが，それだけにとどまらず倫理的性格を持つ。倫理的に有効な同意とは相互の尊重と参加による意思決定を行う過程であり，インフォームド・コンセントは一部の知識階級のみに当てはめられるものではなく，すべての患者について，また，いかなる医療場面にも適応される概念であり，法で定めるべきではなく，医療を実践する者が自ら取り組むべきものである」[5]と述べている。従来は法律上の概念であったものが倫理的概念を含むとされた。わが国では，1989年，厚生省「末期医療のあり方検討会」で，インフォームド・コンセントが論じられ，1990年には，日本医師会より「説明と同意についての報告書」が公表されている。1993年，厚生省による「インフォームドコンセントの在り方検討会」が発足し，1996年には，患者への情報提供が診療報酬の評価対象となり，翌1997年，インフォームド・コンセントの理念が医療者の努力義務として医療法に導入されるに至った。

---

(5)　厚生省健康政策局医事課編『生命と倫理に関する報告書』（医学書院，1985年）295頁

インフォームドコンセントと自己決定

がんであることを十分理解し，がんと共に生き，自らの人生を歩んでいくのは患者自身であり，患者の権利（自己決定権）である。日本における自己決定権の法的根拠は日本国憲法第13条に基づく。憲法13条では「個人の尊重と公共の福祉：すべての国民は個人として尊重される。生命，自由及び幸福追求に対する国民の権利については，公共の福祉に反しない限り，立法その他の国政の上で，最大の尊重を必要とする」と規定されており，医療においてもこの自己決定権を尊重し，支援する必要がある。

患者が自律的に意思決定を行うためには，患者に正しく，わかりやすく情報を伝えなければならない。インフォームド・コンセントは，ただ単に病名や病状を伝えるということではなく，患者の自己決定権を認めることにある。患者の自らの意思決定を援助するために，医師は，①診断の正確な内容，②予定される治療法の内容・性質と目的，③その治療法の成功の可能性とそれによる患者のメリットとデメリット，④他のふさわしい治療方法の代案，⑤それらの治療法が行われない場合の予後，について患者に伝える義務と責任もつ[6]。看護師は医師と患者のよき理解者として，医師の説明に対する患者の理解度の確認や必要時には補足説明し，また患者・家族を支えていかねばならない。高度化，複雑化した治療には，多くの選択肢があり，患者は，自分の置かれた状況をきちんと把握し，これらのことを踏まえて治療・処置，療養の仕方，人生の過ごし方について適切に判断したいと考えている。

インフォームド・コンセントは，患者個人を尊重した自己決定権の中核概念であり，病名告知はその第一歩である。病名告知等に関する研究で，林らの報告がある。全国の病院を対象に行った「がん

---

(6) 河野博臣「終末期癌患者ケアの実際」メジカルビュー17（1988年）

患者本人へのインフォームドコンセント」についての実施状況である。病名告知率は65.7％，余命告知率は29.9％，治療方針確認は64.0％，延命処置希望確認は53.9％という結果であった[7]。病名告知率について徐々に上昇してきているとはいえ，いまだ定着しているとは言えず，インフォームド・コンセントの実践的課題は残されているといえる。

（2） がん患者の生き方の支援

|がんサバイバー シップの概念| がんと共生し，自らの生活や人生を歩むということに視点をあて，それらの人々を支える上で重要な概念としてサバイバーシップ Survivorship という用語がある。1980年代後半にアメリカで生まれた。サバイバーシップの語源は，法律用語としての生存権という意味が含まれる。Clark はサバイバーシップの概念を「がんと共生し克服し，それと共に生き抜いていくという経験であり，生きるためのプロセスである」[8]と定義している。「がんになってそしてそれを乗り越え，がんを持ちながら生きる」という意味であり，患者ががんであることをどのように受け止め，自分の人生や生活の中でどのように意味づけていくのか，こうした人々を支援していくための看護アプローチが重要である。

がんとの共生プロセスについて，Susan Leigh は 4 つのステージに大別している[9]。①急性期の生存の時期，②延長された生存の時期，③長期的に安定した生存の時期，④終末期の生存の時期，である。

---

[7] 林謙治「終末期医療の質の向上に関する研究」平成18年度厚生労働科学研究費補助金　医療安全，医療技術評価総合研究事業報告書（2007年）1-5頁

[8] Clark FJ, Stovall EL: Advocacy: The cornerstone of cancer survivorship. Cancer Practice, 4(5), pp. 234-44. 1996.

[9] Leigh S「がんサバイバーシップ—個人的，専門家的，米国的な視点から。」第15回日本がん看護学会学術集会サテライト講演会資料，2001年

① **急性期の生存の時期**　がんと診断された直後から初回の治療（手術療法，化学療法，放射線療法）コースが完了する時期までをいう。この時期のがん患者は，がんであるという衝撃的な事実に直面し，精神的な混乱を生じている。しかしその一方で，医療者の説明から現実を受け止めようと努力し，がんに打ち勝つために差し迫った治療の選択しなければならない。治療に専念しながら，治療に伴う侵襲，合併症・二次障害，副作用によって苦痛や不快な症状に対処しようとする。

② **延長された生存の時期**　病気が治療に反応して，最初の治療が効果を上げ，一区切りした時点から，維持療法中の患者も含め，延長された生存の時期へと移行する時期である。治療に区切りがついたことで，患者は医療者との関係が中断することとなり，そのことにより，患者にさまざまな不安をもたらす。治療が終了したことに対する喜びを感じる一方，がんの再発，転移に対する不確定な将来に対する不安が生じる。治療から次第に離れ，患者として病人としての役割が少なくなる。がんであることを現実的な生活の中で受け止め，がんと共に生きていかねばならないことに直面する時期である。

③ **長期的に安定した生存の時期**　治療を経て慢性期に移行する時期。自覚症状も減少し，検査結果も正常になる。治療効果が持続して，自分の生活のペースが整い，徐々に自分の生き生きした生活に戻り，社会生活を送ることも可能となる。しかし，転移や浸潤など二次がんに対する潜在的な不安はこの時期になっても患者の心の片隅を占めている。

④ **終末期の生存の時期**　死にゆく存在の時期である。がんの進行に伴い症状が増悪し，身体的機能が失われていく。疼痛管理，適切な症状コントロールによって，その人であることを失わないよう全人的ケアを必要とする。

がんを告知された患者の生き方の自己決定

がんを告知された患者のナラティブから，病名告知から安定期に至る心理的葛藤と生き方の自己決定プロセスを分析した。

[事例紹介]　女性　57歳　乳がん　脳転移
・現病歴　在職中（中間管理者），ドックで乳がん発見される。生検により早期乳がんと診断，手術を受け12日間入院する。退院後，抗がん剤の内服与薬にて自宅療養で経過する。しかし数カ月後，自宅でふらつきがみられ，異常を自覚する。MRIの結果，小脳の近くに腫瘍（脳転移）がみつかる。腫瘍摘出術のため脳外科に入院，手術後，放射線療法を受け，47日間で退院する。3カ月に1回の外来通院中である。
・家族構成　夫，娘3人（成人・独身），実母の6人家族
・職業　無職　心の相談ボランティア活動中

(a) **患者のナラティブから**

患者のナラティブは8つの文脈に分かれた。①告知直後の予期不安，②脳転移――母親としての役割を優先，③励まし，④治療への迷い，⑤家族へのメッセージ，⑥終末期の迎え方，⑦心の相談・ボランティア活動，⑧大切な時間，である。

以下，患者の語りである

① 告知直後の予期不安

ドックにて発見される。外来受診，生検により80～90％悪性の乳がんと診断される。手術を勧められる。告知時，慌てた。頭の中が真っ白で地獄に突き落とされた感じであった。手術をして，どのくらい回復するのか，転移はないか，家族へどのように説明するか，不安と考えることが一杯であった。3人の娘が未婚であり，結婚・出産と母親として役割がとれるのか，どこまで自分が生きることができるのか，死を迎えるまでにどのようになってゆくのか，次から次へと不安が湧いてきた。

乳がんの手術を受け12日間入院した。リンパ節への転移が見られた。2カ月の自宅療養となる。

② 脳転移――母親としての役割を優先

自宅療養中,意識が数秒途絶える感じあり,異常を自覚する。MRIの結果,左脳幹部,小脳の近くに1.5cmの腫瘍が見つかる(転移)。自分の死に向かってカウントダウンが始まったと感じた。しかし,腫瘍マーカーは正常であり,悪性か良性か,確定診断には開頭しかないと説明を聞く。開頭術を受けることの怖さ,本当のことを知ることの怖さがあり,手術を受けることを躊躇した。娘の結婚を間近に控えていた。手術を受けることのリスクやその予後のことを考えた。母親としての役割がとれるかどうか,良性であることに期待し,母親の役割をとることを優先し,手術を見合わせることにした。

その数ヵ月後,MRIの再検査があった。腫瘍は急激に増大し,倍以上になっていた。手術が急がれた。不安,気持ちの整理がつかないまま,医師を信頼し手術を受けることとなる。手術後の結果について「どのように悪い事態であっても真実を教えて欲しい」と医師にお願いした。医師は「わかりました。約束します」と言ってくれた。自分の中では,悪い結果かもしれないと覚悟は決めていた。術後,ICU室で医師より「きれいに取れましたよ」と手術の成功が告げられた。

③ 励まし

術後「きれいにとれた」と聞いて一応の安堵があったが,まだぬぐいきれない不安があった。ある看護師から「主治医が100％うまく言ったといわれていましたよ。良かったですね」と語りかけてきた。100％と聞いたとき,まだ大丈夫,まだ頑張れるって希望が湧いてきた。年老いた母を残して逝くわけにはいかない,どんなことをしてもあの人を見送ろうと思った。

入院中,天井を見ながら,これからのこと,何からかたづけようか,子どもたちに託すことは,など考えていた。きっと思いつめた顔をしていたのだろうか。若い看護師が,私に跪くようにして「私に何かできることないですか」と言ってきた。まだ就職して3年目というその看護師の言葉には,立派な言葉もない,自分にできることのないはがゆさがにじみでていた。患者には言い尽くせない不安や悩みがある。共感という言葉があるが,今,患者になって,それは難しいことと感じる。しかし,辛いその時間,そこに来て,その気持ちに寄り添おうとしている若い看護師の気持ちが伝わってきた。嬉しくって涙を流しながら「ありがとう,ありがとう」と繰り返した。

検温時,手品をする看護師がいた。いろいろ工夫して接してくれる看護師。手品で驚かせて,ひと時笑いに包まれた。しかし,死はいつも隣にいた。

④ 治療への迷い

脳外科への入院は47日間であった。術後,放射線療法が始まる。ふらつき,むかつき,食欲不振,灼熱感などの副作用が出現する。治療後,病室に戻る時,めまいと気分不良のため廊下のソファに倒れこむ時があった。状態の悪さに,死と隣り合わせであると感じた。某大学の先生の講演,著書に目を通し,がん予防,免疫力を高めるための方法に共感する。食生活の見直しをし,重要性を認識する。東洋医学に関心がいく(現在,食生活は健康時と比べると野菜食中心のメニューに変わった)。放射線療法に恐怖を感じるようになる。放射線療法を受けることにより,死を早めていると感じ,脳外科の医師に放射線療法をやめたいと申し出た。医師からはっきりと断られた。現在の医療で最善を尽くしていること,その必要性が説明された。東洋医学と西洋医学との狭間で心が揺れていた。迷いながらも放射線療法を継続することを受諾した。

⑤ 家族へのメッセージ

家族は，少なくとも私の前では冷静に，明るく振舞ってくれていた。子どもに伝えたいこと，母子手帳の整理をし，一言自分の気持ちを書き添えた。箪笥の整理，書類の整理をした。それから，掃除の仕方，家の管理など日常会話の中で伝えていくことを心がけた。家事一切したことのない夫にも「鍋，釜の場所など，私が居なくなってもいいように覚えてね」と日常的に言葉で伝えることにした。

⑥ 終末期の迎え方

最後はやはり自宅で迎えたい。「でも，家族の負担を考えると……，一般病棟では無理があると思います（ホスピスが望ましい）」と。

⑦ 心の相談・ボランティア活動

退院してから心の相談窓口に立った。家にいても気がめいる。友人からの誘いで，自分の患者体験が活かせるのではと思った。週3回，10時から18時まで。いろいろな人との語らいの中で，「私，元気で生きていますって，誰かの役に立ててるかなー」と思っている。

⑧ 大切な時間

今の目標は3年間生きられること。3年元気に過ごせたら，次は5年間。5年間が過ぎたら10年間を目標に生きていこうと思う。今，1日も暇なことはない。ガラス拭き，家の周りの草取り，今日のことは今日きちんと終わらせたい。やりたいことは，パッチワーク，花火の見物。そして次に送らない。「時間待てないんです」という。

この後，脳腫瘍が再発した。今度は，手術は無理だと言われている。放射線療法のため入院の予定。

(b) 生き方の自己決定プロセス（図4）

がん患者のナラティブから，不安と死の恐怖を抱えながらも病気と闘い，生きていこうとする強い姿が浮かび上がってきた。揺れ動く患者の気持ちは大きく4期に分けられた。①病名告知の時期—パ

図4　患者のナラティブから―心理的葛藤と生き方の自己決定プロセス

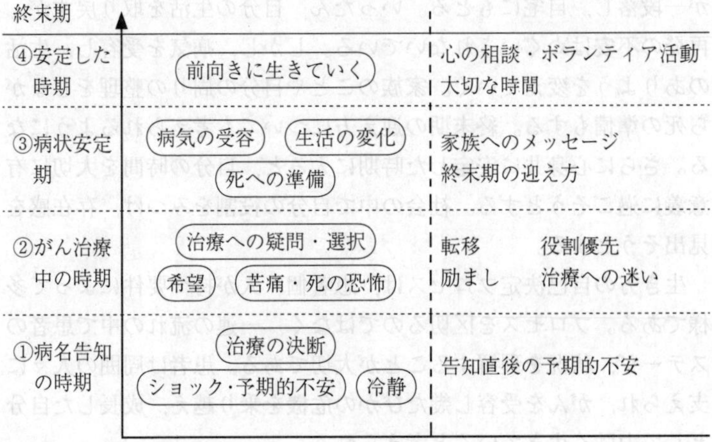

終末期		
④安定した時期	前向きに生きていく	心の相談・ボランティア活動 大切な時間
③病状安定期	病気の受容　生活の変化　死への準備	家族へのメッセージ 終末期の迎え方
②がん治療中の時期	治療への疑問・選択　希望　苦痛・死の恐怖	転移　　　役割優先 励まし　治療への迷い
①病名告知の時期	治療の決断　ショック・予期的不安　冷静	告知直後の予期的不安

ニック状態にある時期，②がん治療中の時期―患者が生への希望をつなぐために1人で悩み，考えている時期，③病状安定期―「死」を生活の中で自然に受け止めている時期，④安定した時期―前向きに生きていこうとする時期，である。サバイバーシップ共生プロセス，急性期の生存の時期から長期的安定した生存の時期に一致する。病名告知の時期では，がん告知後，ショックを受け，これからのことについて不安を抱いている。しかし一方では，冷静に受け止めようとする態度もあり，治療の決断は，医師を頼みの綱とし手術の決断をしている。がん治療中の時期では，手術による侵襲，治療による副作用など身体的苦痛が多くなり，治療に疑問を持ったり死の恐怖を感じたりと不安定な時期となっている。がんの転移は，更に死を身近に感じさせ，再発による再度の手術ではためらいがあった。治療優先か母親としての役割優先かで心が揺れ動いており，後者を選択した。ネガティブな反応を持ちながらも，入院治療中は，家族

や医療者から支えられ希望を抱いている。病状安定期に入ると治療が一段落し，自宅にもどる。いったん，自分の生活を取り戻すが，再発の不安はぬぐいきれないでいる。しかし，病気を受容し，生活のありようを変えていく。家族のことや自分の周りの整理をしながら死の準備もする。終末期の迎え方についても考えられるようになる。さらに心身共に安定した時期に入ると，自分の時間を大切に有意義に過ごそうとする。社会の中で自分の役割をみつけ，存在感を見出そうとする。

生き方の自己決定プロセスは，患者個々人が持つ要件によって多様である。プロセスを区切るのではなく，一連の流れの中で患者のステージ，状況を理解することが大切である。患者は周囲の人々に支えられ，がんを受容し幾たびかの危機を乗り越え，成長した自分として力強く生きていくと考えられる。

(c) **自己決定を支える語り合える関係**

がん患者の意思を支えるのは家族であり，医療者であり，仲間である。中でも，医療者の言葉や態度は患者の意思に大きな影響を与える。がん患者・家族が直面する問題について，Linda は「山」に例え，解決困難なものから下から順に①がんであること②入院治療の必要性③経済的な問題④家庭や仕事の心配⑤予後に対する不安⑥がん疼痛のおそれ，を積み上げ，QOL を高めるために「山に登りやすくする方法」[10]を提示した。4つのH，希望 (Hope)，支え (Helpfullness)，患者と医療者との良好な関係 (Hamony)，不安や緊張を緩和させるユーモア (Humor) がそれである。

看護師は，日常的にベッドサイドで患者と多くの時間を共有することができる。患者の関心事に耳を傾け，患者の揺らぐ心に立ち止

---

(10) Linda M.R.: Making Mountains Manageable: Maximizing Quality of Life Through Crisis Intervention. Oncology Nursing Forum, 14(4). 29-34. 1987.

まる。その時とその場を持たねばならない。「患者が知りたいこと」に誠実に応じることであり、そしてもっと積極的に「何か疑問に思っていることはありませんか」「何か私にできることはありませんか」と問いかけることである。患者自らが苦悩を率直に表現できるよう援助することが重要である。折にふれ、医療情報をわかりやすく説明し、患者の理解度や受け止め方にも注目して、患者と語り合える関係を築くことである。神谷は、話し合うことが精神的苦悩を軽くすると、「話を聞いてくれる相手の理解や愛情に触れて慰めや励ましを受けるということもあるし、苦しみの感情を言葉にすることによって表現することが、苦悩を自己との間に距離をつくる」[11]と説明している。こうした関係性の醸成が、患者・家族に希望と勇気を持たせるのである。

(3) 安楽死をめぐる諸問題——看護の視点から——

安楽死の問題は、終末期において「耐え難い苦痛、治療続行の無意味さ」を背景に「患者の権利」の尊重と安楽死の適法性の是非といった法的問題を包含し、その人の「死に方」「死なせ方」の問題として捉えられる。1995年、東海大学安楽死事件がある。担当の内科医であった大学助手が、末期がんでこん睡状態にあった患者に対し、「早く楽にしてください」と家族からの哀願を受け、塩化カリウムを投与し死に至らしめた事件である。大学助手は殺人罪で起訴され、患者自身に死を望む意思表示がなかったことから、第199条の殺人罪が適用された。日本において、裁判で医師による安楽死の正当性が問われた初めての事件であり、同時に、医療者が患者の耐え難い苦痛に、どのように向き合うべきかを投げかけた。

安楽死とは、患者の苦痛からの開放を目的に死なせること、或い

---

(11) 神谷美恵子『生きがいについて』(みすず書房、1994年) 234-256頁

図5　全人的な痛みの理解

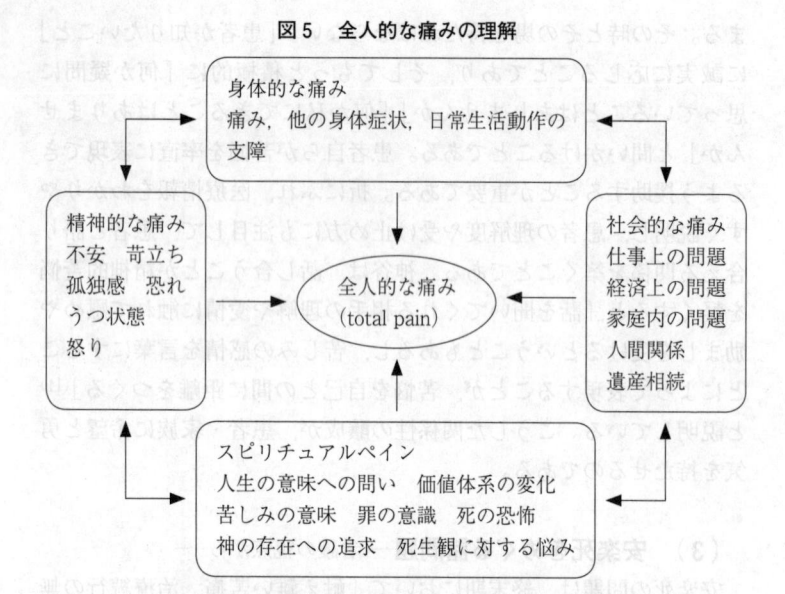

```
┌─────────────────────────┐
│ 身体的な痛み            │
│ 痛み，他の身体症状，日常生活動作の │
│ 支障                    │
└─────────────────────────┘

┌──────────────┐      ┌──────────────┐      ┌──────────────┐
│ 精神的な痛み │      │ 全人的な痛み │      │ 社会的な痛み │
│ 不安　苛立ち │      │ (total pain) │      │ 仕事上の問題 │
│ 孤独感　恐れ │      │              │      │ 経済上の問題 │
│ うつ状態     │      │              │      │ 家庭内の問題 │
│ 怒り         │      │              │      │ 人間関係     │
│              │      │              │      │ 遺産相続     │
└──────────────┘      └──────────────┘      └──────────────┘

┌─────────────────────────────────────┐
│ スピリチュアルペイン                │
│ 人生の意味への問い　価値体系の変化  │
│ 苦しみの意味　罪の意識　死の恐怖    │
│ 神の存在への追求　死生観に対する悩み│
└─────────────────────────────────────┘
```

は縮めることである。終末期における患者の苦痛には，がんそのものによる疼痛（がん性疼痛），呼吸困難，食欲不振，倦怠感など混在した痛みがある。こうした痛みや不快な症状の緩和が不十分な状態が長く続くと，日常生活の作業能力を低下させ，人間関係や社会生活，さらにはその人の人格にまで影響を及ぼしてしまう。耐え難い身体的苦痛は，人間としての尊厳を損なわせ，安易な死へと結びつくことさえある。シシリー・ソンダース博士は，末期患者が経験している複雑な苦痛を全人的苦痛と表した[12]。患者の苦痛には身体的苦痛，精神的苦痛，社会的苦痛，霊的苦痛（スピリチュアルペイン）があり，相互に関連した全人的苦痛として理解されている（図

---

(12) Saunders C, et al : Oxford Textbook of Polliatire Medicine 2nd ed. Oxford University Press, Oxford, pp.5-6, 1997.

5)。ケアの核となるのは苦痛の緩和である。身体的苦痛のみならず，患者は不安，孤独感，怒り，入院に伴う経済的問題や家庭内の人間関係，そして死と直面する体験の中で，究極的，根源的な叫びを持つといわれる。看護師は患者の病気に焦点を当てるのではなく，病気を持った人間として，全人的に苦悩している人間としてとらえる視点が重要である。

死は，みな平等に訪れる人生の締めくくりとなる最大の出来事である。死が訪れるそのときまで，いかに自分らしく生き，満足して死を迎えられるかは，人生への問いなしには語れない。「安楽死をめぐる諸問題」は，最期のそのときに生じる問題としてだけで捉えない。「安楽死」ではなく，その人の尊厳に満ちた「やすらかな死」を敢えて「安楽な死」と表現したい。「安楽な死」とは，その人の終焉を，身体的苦痛からも精神的苦痛からも開放させ，生きてきたことの意味を見出し，人生を閉じることにある。「がんと共に生きる」こと，その生き方の延長線上に終焉の場，その迎え方の選択があることはいうまでもない。「生」と「死」，この対峙する文言は，一つの線となって「いかに生きるか」を問うているのである。

がんであるという告知は，いまなお「死」を強く意識させてしまう。患者自身が「今まで生きてきた」ことを語り，聞き手がそれを受け止める，そうした関係性の存在が「安楽な死」のありようを変えていくのではと考える。

〔参考文献〕
東原正明＝近藤まゆみ『緩和ケア』（医学書院，2002年）
近藤まゆみ＝嶺岸秀子編『がんサバイバーシップ』（医歯薬出版株式会社，2006年）
大学病院の緩和ケアを考える会編『臨床緩和ケア』（青梅社，2004年）
池永昌之『ホスピス医に聞く　一般病棟だからこそ始める緩和ケア』（メディカ出版，2005年）

舘野政也他編『症例から学ぶ緩和ケアの実際』(メディカ出版,1996年)
近藤まゆみ「緩和ケアにおける患者の意思決定支援のポイント」
　NursingToday 22巻11号 (2007年) 15-18頁
Chrles Edwards. A., 季羽倭文子監訳『終末期ケアハンドブック』(医学書院, 1993年) 89頁

(中村　悦子)

Ⅲ 日本人の死生観からの介護，終末期ケアをめぐって

わが国のがんによる死亡者数は，平成17年に32万5,941人と全死因の30.1%を占めており[1]，日本人にとってがんは身近な疾患になった。平成19年には，がん対策の一層の充実を図るために，がん対策基本法が施行された。この中では，居住地域にかかわらず，がん患者が等しく適切ながん医療を受けることができるようにするために，地域におけるがん医療の充実を柱としている。また，がん患者の置かれている状況に応じて，本人の意向を十分尊重してがんの治療方法等が選択されるように，がん医療を提供する体制の整備が盛り込まれ，患者の視点に立って適切に診療情報や医療が提供されることを掲げている。

このように，政策的にがん対策が進められ，複数の治療法を組み合わせる集学的治療などがん治療の進歩により，多くの患者の治療は長い経過をたどり，がんは慢性疾患と位置づけられるようになってきた。

がん告知を受けた患者は，抗癌剤をはじめとした各種の治療に多くの期待や希望を持ち，副作用症状の出現など苦しい治療過程の中で，がんと闘い，時にはがんと折り合いをつけながら残された日々を精一杯生きている。そのため，看護師は患者の選択した，望んだ治療にあわせた副作用対策，日常生活の援助，精神的なサポートを行っており，その人の生を支えている。

ところが，がんが進行して病状が悪化していくとどうなるだろうか。患者は治癒が望めなくなることを自らの身体で認識し，死が身近なものとして感じられるようになる。このような段階になると多

---

(1) 厚生労働省大臣官房統計情報部編『平成17年人口動態統計 上巻』（財団法人厚生統計協会，2005年）

くの患者は，治癒を目的としてきた治療から苦痛の緩和や QOL の向上を目的としたケアに方向転換しなければならない。これを車のギアを入れ換えるように変えていくという意味から「ギアチェンジ」と呼んでいる。医療者は，「大変残念ですがどんな治療をしても治る見込みがありません。」というように患者や家族に告げるが，この分岐点の説明の仕方や説明後のサポートが，実は不十分といわざるを得ない。

そのため，これまで治療を受けてきた病院から他の医療施設やホスピス（緩和ケア施設）への転院などを告げられた患者や家族は，希望を絶たれた思いから医療に対して「怒り」や「見捨てられ感」を抱くようになる。医療者への不信感を抱きながら，残された日々を過ごす療養の場を探さなくてはならない。また，人によっては「こんなに苦しいならば死んだほうがましだ」と希死念慮を抱く場合もでてくる。このような問題を抱える人々に対してどのようにケアを行っていくかが，これからのわが国の臨床において重要なテーマとなる。

わが国では医療技術の進歩や多くのがん治療法が確立されてきたが，一方では「人工呼吸器の取り外し問題」など社会を揺るがす問題が起こり，その度に「安楽死問題」に関連して終末期医療に関する議論がされている。

そこで，このような終末期の医療における問題を死生観や看護の視点から検討してみたいと思う。

（1） 日本人の死生観

がん患者の終末期ケアのあり方をどうするかという議論をする上では，私たちの「死生観」が重要となってくる。死生観とは，死に方と生き方に関する個人の考え方を表し，「人生をいかに生き，どのような最期を迎えたいか」という自分の価値観を表すものである。

日本人は「死」について，どのように考えてきたのだろうか。わが国では，古来より自然崇拝，祖霊崇拝や宗教等が人々の暮らしの中で息づき，豊かな文化を発達させてきた。日本人は，自然と調和し，豊かな感性を持ち合わせている民族と言えるだろう。

 この世の中に生存する自然（山や海，動植物など）には魂や精霊が宿っており，人が死ぬとその魂は自然や先祖のもとに帰ると考えられ[2]，生と死を連続的にとらえてきた。

 佐々木[3]によれば，神話時代には死者が「黄泉帰る＝生き返る」という死生観・来世観が支配的であった。古事記や日本書記にみられるように，肉体から遊離した霊魂が再び肉体に戻ることを期待して，ある期間，死体を安置しておくという「殯」の習慣があった。死んでから行くとされた「黄泉国」が，この世とまったく断絶した国ではなく，ある程度の往来が可能であるとも考えられていたことからも，生と死は分断されたものではなかったといえる。

 ところが，死者の埋葬が火葬になると人びとの「死」のとらえ方に変化がみられてきた。人のいのちは無限でなく，この世とあの世がつながっていないことが認識されるようになった。

 万葉集の時代には歌の中の言葉に「言霊」といって，魂が宿ると考えられていた。また，歌はある意味神聖なもので，昔の人々は歌を大事にしてきた。この万葉集の中にも「死」が描かれており，実際に死を悼む歌(挽歌)も多く残されている。代表的な歌人である柿本人麻呂の死は一説には刑死（水死）されたと言われているが，人麻呂が亡くなった時に，妻が詠んだ歌がある。

 「直に逢はば　逢ひかつまじじ　石川に　雲立ち渡れ　見つつ偲はむ」（巻第二　225）

---

(2) 平山正実『生と死の看護論』（メヂカルフレンド社，2002年）2-9頁
(3) 佐々木馨『生と死の日本思想』（トランスビュー，2002年）155-162頁

(直にお会いすることはとてもできないだろう。石川に雲立ち渡れ。それを見てあの方を偲ぼう。)

人の死はいつの時代も悲しく,死にともなう悲しみは歌によって詠み継がれていった。人間の死は「自然」の現象であり,「万物の死」と同様に自然なこととして受けとめる発想が生じてくるのは当然なことであると河合は指摘している[4]。

わが国で人々の死の関心が高くなったのは中世であると考えられ,民衆にとって疫病や戦の中で死が日常的な存在だった。平安時代の末期から鎌倉時代にかけて,戦禍の中で人々の暮らしが脅かされたとき,「往生術」が広まっていった。平安中期の天台宗の僧源信(942-1017)の「往生要集」では,極楽浄土に行くために,人がどのようにすればよいかという往生術が描かれている。この中で臨終の行儀については,病者を看病する者は,香を焼く,排泄物の処理,枕元に阿弥陀の木像を置く,臨終のときの一声の念仏などについて書かれている[5]。このように,理想的な死の迎え方としてできるだけ浄土に往生できるように,いろいろな修行や観想念仏のようなものを勧めたりしている。

一方,日本人の死生観について,養老は「「日本人の死生観」といったようなものは,ある意味では存在しない。なぜなら,鎌倉時代から戦国時代にかけての日本人は,江戸時代の人間とは,おそらくまったく違った死体観を持っていたからである。鎌倉時代の絵巻や六道絵に描かれる死体の姿は,それを明確に示す。そうした絵が,すでにわれわれの目にはほとんどふれないこと自体が,時代の推移を表している。」と指摘[6]しており,固定されたものではないとと

---

(4) 河合隼雄「日本人の死生観」『生と死の様式―脳死時代を迎える日本人の死生観』(誠心書房,2001年) 248-260頁
(5) 源信著 石田瑞磨訳注,『往生要集(下)』(岩波書店,2001年) 29-50頁
(6) 養老孟司「生と死の様式」『生と死の様式―脳死時代を迎える日本人の死

また，河合は日本人の死のイメージについて，「(あちらの世界へ)行って，帰ってこられるというような流通性のあるイメージが割合強いように感じます。(中略)そういう非常に漫然としたものが支えとなって，『生と死の世界』というものが障壁の弱い形で存在するのが『日本人の死生観』ではないか，という気がします。」と死と生が繋がっているとも述べている(7)。日本人にとっては特に，仏教の影響が多いことから，日本人は肉体が滅びても魂は死後も残るという霊魂不滅思想や輪廻転生を肯定的にとらえていると考える。

　本来，人間にとって死は身近にあり，生を考える上で大きな糧であったにもかかわらず，現代は死が現実から隠され，死の本質が見えにくくなった時代である。平山は，「直接生と死に出会う機会が少なくなるということは，生命感覚が希薄になるということにほかならない。そして，生命感覚が乏しくなれば，他者の苦しみや痛みを共感する能力が欠落してしまうことになる。」と述べている(8)ように，日本人にとって，もはや死は日常とかけ離れた存在になった故に，現代医療の抱える問題に直面せざるを得なくなったのだろう。現代人の生と死の問題について考える場合，医療との関係を避けて通ることはできない。家で生まれて住み慣れた家で死んでいく時代から，医療施設で生まれて医療施設で死んでいく時代へと変化していった。その結果，自宅で家族を看取った経験を持つ人が少なくなり，身内が死んでいく様を見ない人々が増え，死が日常から遠ざかってしまった。

　厚生労働省「平成17年人口動態統計」(9)の，「死亡の場所別にみ

　　生観』(誠心書房，2001年) 32-52頁
(7)　河合隼雄『思想としての死の準備』(三輪書店，1999年) 104-105頁
(8)　平山正実「人はどう死の恐怖を克服してきたか　死生学の射程」AERA Mook『死生学がわかる』(朝日新聞社，2000年)

た年次別死亡数・構成割合」によれば,病院が86万4,338人,診療所は2万8,581人で全死亡の82％が医療機関で亡くなっている。一方,自宅では13万2,702人で全体の12％しかない。1960年代以降,日本人の死に場所は,住み慣れた自宅から医療施設へと大きく変化していった。

また,同省管轄の「終末期医療に関する調査等検討会」が平成15年度に実施した一般国民,医療従事者,介護職員を対象にした「終末期医療に関する意識調査」(10)では,終末期の療養場所についての設問がある。その結果を見ると,自分が痛みを伴う末期状態(6ヶ月程度よりも短い期間)の患者になった場合,一般国民(2581人)では「自宅療養をした後で必要になった場合は緩和ケア病棟または医療機関に入院する」という回答が約48％と一番多く,「自宅で最後まで療養したいという人は約11％だった。これらをみると在宅療養を基盤に過ごしたいと考えている人が6割近くにも達しており,日本では自宅で死を迎えたいと多くの人が願っているのに対して,現実は病院のベッドで最期を迎える人が多いのが実情である。

このように死やターミナルケアに関して臨床で議論することは,これまでの医療の「死は敗北」という考えから,最近までタブー視されてきたと言ってよい。医療技術の進歩にともない,我々は生命維持装置によって死ぬことができない人々を作り出すことになった。それに反して,「器械につながれてまで延命したくない」という意思を持つ人々は,延命治療の拒否としてリビングウイル(生前遺書の意思表示)を基にした尊厳死を求めるようになってきた。

尊厳死とは,日本尊厳死協会によれば患者が「不治かつ末期」になったとき,自分の意思で延命治療をやめてもらい,安らかに人間

---

(9) 前掲注(1)
(10) 厚生労働省医政局総務課「終末期医療に関する調査等検討会報告書」2008/01/30, http://www.mhlw.go.jp/shingi/2004/07/s0723-8.html

らしい死をとげることである。つまり、死ぬ権利の主張であり、自己の死にむかう積極的な生き方でもあると考えられる。確かに、人は苦痛ある死よりも安楽な自分らしい「尊厳ある死」を望みたいと願うはずである。

その一方で近年、日本人の死に対する考え方に大きな影響を及ぼす出来事が生じてきた。これまで、わが国でも人の死はいわゆる死の3徴候(心停止、呼吸停止、瞳孔散大)によって認められてきたが、1997年の「臓器移植法」の成立によって脳死状態から臓器摘出が合法化された。もう一つの死の形である「脳死(brain death)」は、日本人の死生観も大きく関係するため、日本でも脳死を人の死とするには多くの議論が積み重ねられてきた経緯がある。新たな死の基準は、臓器移植を実現するためには不可欠だが、その選択を迫られたら私たちはどうするのか、脳死・臓器移植の時代だからこそ、死生観は重要になると考える。

前述のように日本人の死生には自然の思想が深く関わってきたため、浅見が「生命への不自然で、過剰な執着は見苦しいものとみなされてきた。生きること、長命を切に願いながら、反面生命を不自然に人為によって延長しようとすることに躊躇を覚えるような心情が生まれた。そうした思いは、現代日本人の延命治療に対する拒否的な受け止め方の中にも現れている。」と指摘[11]しているように、医療の高度化は死の受容を困難にさせてしまったと考える。

このような時代だからこそ、どのように自分が最期を迎えたいのか、いかに生きていくのかということを考える機会を持つことは、重要な意味を持つといえよう。いつの時代でも人間にとって死とは恐ろしいもの、できれば避けたいものであり、先人はある意味では来世を信じるなど生きる知恵があった。ところが、現代人の多くは、

(11) 浅見洋「死生観と看取り 日本人の死生観とケアニーズ」臨床看護 2007 ; 33 (13) : 1948-1953.

戦禍とは無縁な平和な時代を生き,大規模な戦争や災害がない限り病を得て死んでいくため,死に行く過程に向き合うことができなくなった。在宅死が多かった時代は,住み慣れた我が家で家族や親しい者に囲まれて死を迎えることができ,家族を看取る体験が受け継がれていった。ところが,医療施設で多くの人が亡くなるようになってからは,死や看取りが家族から離され,身内が死んでいく過程を見ない人々が増え,次の世代に教えることができない状況になってしまった。

このように現代人は,死を見つめて生きることもできずに,いずれ必ず訪れる死にもかかわらず,死から遠ざかってしまっており,個々の死生観の形成が容易でなく,極端に死の準備ができていないように思える。そのため,時代を託していく子ども達には,現実の死ではなくバーチャルな世界が刷り込まれ,テレビゲームと同様に,人の死はリセットをしたら生き返るという錯覚が生じる場合も見受けられるようになってきた。日本の社会全体が,病気や死をしっかりと受容できるような教育がされていないことが大きな問題であると言える。死を真剣に考える機会を持つことは,自らの生の価値を見出すことができ,人生を豊かに過ごす上で重要であると考える。

このような中で,近年注目されてきているのがA.デーケンの提唱する「死への準備教育」である。日頃から死を身近なものとしてとらえ,生と死の意義を学ぶことにより,死を深く見つめることができ,過剰な死の恐怖の軽減につながる。こうした死への準備教育は,大人だけでなく子どもの時から行うことが望ましい。また,ターミナル期の家族にとっても悲嘆の援助に有用であると思われる。日々の暮らしの中で自分や家族がどのような最期を迎えたいかなど,折々に触れて自分自身の死生観を問うことが大切な作業になると言える。

死の非日常化の一方で,大規模地震などの自然災害によって人々

の暮らしや「いのち」が脅かされる出来事が起き、メディアの映像を通してその経過をリアルタイムに人々が目にするようになった。情報化社会はインターネットの掲示板を用いた新しい形の犯罪をもたらすようにもなった。

　また、最近になって「死」や「いのち」をテーマとした映画や歌の作品が多くの人に受け入れられ、大きな社会現象となっている。近年のテレビドラマや映画の題材には、人のいのちに焦点が当てられたものが少なくない。中でも「千の風になって」の大ヒットはよく知られており、歌詞の中に「墓」という文字が入っているが、「愛する人を亡くした深い悲しみ」という死別後の悲嘆が多くの人々の共感をよんでいる。死をイメージする文字が歌詞にあるにもかかわらず、この楽曲が人々に愛されているのは、現代日本人が死とどう向き合えばいいのかという押し隠されたニーズに見事にマッチしたという見方ができるのではないかと思う。

　昔から文学や映画でも「死」を題材にした作品は多くあったが、身内の死を経験したことのない世代にとっては、こうした作品から人の死や残される者の悲しみを感じ、まだ見ぬ死を考える機会としている。筆者の授業でもターミナルケアを考える上で、いくつかの作品やアニメーションを取り上げているが、多くの学生はその中から自分なりに死にゆく人、残される人のせつなさや死を考え、影響を受けている姿がみられている。

　死生観は価値観と同様に多様であり、信仰や宗教によっても死生観が異なるため、死にゆく人々のケアをする立場の医療・介護職は、基礎教育課程から自分なりの死生観を確立していくように努めることが重要であると言える。

（2）　がん終末期における家族ケア

　患者ががんと診断されてから、病名告知をはじめとして家族は多

くの苦悩に直面するようになり，衝撃や落ち込みなど様々な感情を体験するため，揺れ動く家族の気持ちを支える上でもがん終末期のケアの対象は患者と家族になる。愛する身内との死が避けられないということは，それだけで悲しい現実であり，人が死ぬときにどのような経過をたどるのか，経験したことがないまま身内の死に際を目の当たりにすれば，家族が混乱するのは当然のことと言える。柏木が述べている[12]ように，患者の状態を家族に十分に説明した上で，いま家族がどのように感じているのかを話す機会を医療者が提供することが重要になってくる。わが国の医療の現場では，インフォームド・コンセントの重要性が認識されるようになり，患者の自己決定権が尊重される方向に進んでいるが，特にがん臨床においては，病状の説明など初期の頃から家族とじっくり話すことや家族への援助が十分ではあるとは言えない現状がある。家族と向き合い，じっくり話すことで家族の苦痛が理解できるものであろう。

　家族はできるだけ長く生きていてほしいという願いと同時に，できるだけ苦しまないでほしいという思いを持ち合わせており，家族が出来る範囲での看取りができるように，患者のケアへの参加を促していくことも大切になる。患者にとっては，家族の関わりが何よりも安心感をもたらすため，折に触れて患者や家族がどのように過ごしたいと思っているか，望んでいることは何かなど様々なニーズを把握することが重要になる。

　超高齢化社会を迎えようとしている日本では，今後，高齢患者の終末期ケアに関わる問題が，医療や介護の現場で増加していくものと思われる。個よりも集団を重視する日本の社会では，周囲や他者との関係性の中でどう生きていくかが基盤となり，家族の負担を考慮するため，高齢者の自己決定は難しいものとなる。まして，本人

(12) 柏木哲夫「人生最後の日々のマネジメントの原則」柏木哲夫監修『死をみとる1週間』（医学書院，2002年）10-14頁

の意思が明確に確認できない状況となれば、誰が医療を決定するかという「代諾」をめぐる問題についても、個々の状況において慎重に検討していく必要がある。

　安楽死を容認した諸外国と比較して、日本は家族の関係性が強いことが大きな特徴であり、時に家族の意向が患者の自己決定に大きな影響を及ぼす場合もある。「人工呼吸器を外してほしい」とまではいかなくとも、栄養摂取の方法をめぐって「お腹に穴を開けてまで延命しなくてもいい」というような倫理的な問題も医療や介護の現場では特殊なことではなくなってくるだろう。

（3）　終末期看護をめぐって

　終末期の臨床では、患者から「早く死にたい」という言葉を聞くことがある。その時に、医療者はどのように答えればよいのだろうかと戸惑うことが多いように思う。この「早く死なせて」という言葉は何から発せられるのだろうか。がん患者の抱える苦痛は、がん性疼痛や全身倦怠感などの「身体的苦痛」、孤独感や不安などの「精神的苦痛」、仕事上の問題や家庭内の問題などの「社会的苦痛」、人生の意味への問いや死の恐怖などの「スピリチュアルペイン」という「全人的苦痛（トータルペイン）」としてとらえられている。

　終末期は残された人生の最後の時間となるため患者の苦痛が少なく、できるだけ安楽で過ごせることが重要になる。患者が最期まで一人の人間として尊厳を保ち、その人らしく生を全うできるように援助することが、ターミナルケアの目指すところである。わが国のがん終末期医療では、まず最優先されるべき課題として身体的苦痛の緩和が挙げられる。

　特に、がん性疼痛は死が近づくにつれ出現頻度が急速に高くなり[13]、身体面だけでなく精神面、社会面、スピリチュアルな側面にも関係し、痛みの出現によって患者のQOLが大きく影響を受け

るため、疼痛コントロールが不可欠となる。このがん性疼痛に対しては、WHO方式がん疼痛療法が有効であり、わが国でも急速に浸透してきた。この方法によれば80％以上のがんの痛みのコントロールが可能であるとされており、痛みのマネジメントでは、常に患者のケアを行う看護師が重要な役割を果たす。

また、恒藤によれば生存期間が1カ月以上の場合は痛みの出現頻度が最も高く見られているが、生存期間が約一カ月頃から、全身倦怠感、食欲不振、便秘などの出現頻度が増加しており[14]、臨終まで患者は多くの苦痛を抱えている。つまり、末期患者の痛みは医療者の努力もあって以前に比べて対処が可能となってきたが、最後の数日の身体的苦痛の緩和は様々な要因が重なるため、十分に対処できているとは言えない。わが国の安楽死の要件には「肉体的苦痛」が挙げられているが、前述のように症状コントロールが十分でないという指摘もあり、がん性疼痛のコントロールができても取りきれない痛みが存在することも事実である。

このように通常の緩和治療によって緩和できない苦痛のある患者に対して、臨床ではセデーションを実施することが多くなってきた。セデーションとは、「患者の苦痛の緩和のために薬剤を使用して患者の意識を意図的に低下させること」であり、意識レベルを低下させることにより、患者とのコミュニケーションが困難となる。患者や家族の希望によっては、死までの持続的使用から夜間の睡眠時だけの間欠的使用など選択することが可能であり、その間は苦痛を感じないことから患者にとっては有用な処置である。

しかし、セデーションを実施する場合[15]には、症状緩和をして

---

(13) 池永昌之『ホスピス医に聞く 一般病棟だからこそ始める緩和ケア』（メディカ出版、2004年）37-48頁
(14) 池永昌之『死が近づいてから死亡までの病態と症状緩和』柏木哲夫監修、『死をみとる1週間』（医学書院、2002年）20-31頁

も苦痛緩和が不可能であり,死期が迫った病状である,患者または家族の同意がある,スタッフ間で合意がなされたかなど確認をしながら慎重に進めていくことが望ましい。セデーションはあくまでも症状緩和の一つの方法であるが,鎮静が患者の死を早めるケースが稀にあるという報告もあることから,鎮静に関しては倫理的問題に関係する(16)ので,患者や家族の意思決定を尊重しながら援助していく必要がある。治療や処置,ケアのあり方に関して,医療者間で話し合いが十分でない場合は,医療者の葛藤が大きな問題になってくる。顕在化するいわゆる「安楽死問題」の事例では,いずれも医師がギリギリの状況まで悩む姿が見えてくるが,医師個人と家族の間の意思決定に関する看護師の関わりが見えてこない。今後,臨床では看護師が安楽死の問題に直面することも予想され,臨床現場における倫理的判断能力が看護師にも求められるようになり,看護教育の中でも倫理に関する教育を充実させていく必要がある。

チーム医療を基本とするわが国では,患者や家族の側にいる看護師が,医師や患者およびその家族が最良な選択ができるように援助していくことが望まれる。特に,終末期医療においては,関係する職種が連携して,これまで以上に患者や家族を支えることが望ましく,看護師は連携が図れるような調整役を果たさなければならない。

また,がん終末期患者の看護では,QOLの観点から残り少ない時間をその人らしく生きていくことを支援することが重要となる。緩和医療の普及に伴って,身体的苦痛の緩和と同様に,スピリチュアルペインが患者にとって大きな問題であることが明らかになってきた。スピリチュアルペインとは,「自己の存在と意味の消滅から生じる苦痛」であると定義されている。一般に,がん患者は終末期

(15) 高宮有介『セデーションとDNRの実際』,『死をみとる1週間』(医学書院,2002年) 42-50頁
(16) 赤林朗『入門・医療倫理Ⅰ』(勁草書房,2005年) 249-265頁

になると,身体的苦痛だけでなくセルフケア能力の低下に伴う様々な喪失体験を重ねていき,自分に対して持っていた自信は消え,自己に対する認識を自ずと変えざるをえない状況となる。また,患者は自分の死が避けられないと思うほど近づいてくると,この世における自分という存在の消滅からくる恐怖や存在する意味を失い,精神的なケアだけでは取りきれない苦痛や哀しみを抱えながら残された時間を過ごすことになる。このような時に,宗教的介入だけでなく看護師は一般的に有効であるとされている傾聴以外に,清拭や安楽な体位の調整など日常生活の援助を通して,患者のスピリチュアルな苦痛を緩和することが可能[17]であると考える。

近年,わが国でもスピリチュアルペインに注目して,存在論(時間存在,関係存在,自律存在)に基づいてアセスメントし,ケアの方向性を示すなど実践的アプローチについて取り組まれるようになってきた。しかしながら,がん患者に接する看護師は,患者からスピリチュアルペインの表出があっても「十分にケアが行えない」,「死に関する話題はできれば避けたい」と思っており,スピリチュアルケアの課題が明らかになっている。そのため,今後は身体的苦痛の緩和と同時に,宗教的基盤の少ないわが国でもスピリチュアルペインに対してチーム全体で取り組むことが,終末期医療にとって必要だと考える。

(佐々木 祐子)

---

(17) 小林祐子・笹川恵美子他「終末期がん患者の自己概念に関する基礎調査〜ボディ・イメージに焦点をあてて〜」新潟青陵大学紀要第4号(2004年)219-236頁
(18) 梅原猛『水底の歌』(新潮社,1983年)
(19) 佐藤禮子『絵でみるターミナルケア』(学習研究社,2006年)

7

生体臓器移植
―徳州会病院事件をめぐって―

はじめに
Ⅰ 徳州会病院腎臓売買事件
Ⅱ 臓器移植法運用指針
　（ガイドライン）の改正
Ⅲ 親族からの生体臓器の提供
Ⅳ 病気腎の移植について
Ⅴ 病気腎移植と医療過誤
おわりに

● 終末期の保健福祉

7　生体臓器移植

はじめに

　臓器移植という治療法が開発され，発展することによって，人類の生命・健康に大きく貢献してきたことは，言うをまたない。

　1970年代までは，試行錯誤の積み重ねであった移植療法は，しだいに有効な治療法として認められるようになり，1980年頃になると，腎不全患者に対する根治療法と認められるようになった。わが国では，角膜，腎臓移植法の制定，施行をみるようになった。この法律施行前の1978（昭53）年には，腎移植について医療保険が適用されるようになり，次いでその翌年には，更生医療として公費負担が適用されることとなり，患者の費用負担が一段と軽減されるようになった。この頃の腎臓移植は，殆んどが，血族間の生体からの腎移植であった。これは，生体間の組織適合性の問題，すなわちいわゆる拒絶反応を少くし，生着率を高める効用が認められたからでもある。

　一方，1989年11月に，胆道閉鎖症の子供に対する生体部分肝移植（島根医科大学）のわが国初の成功例が伝えられ，肝臓疾患患者に大きな希望を与えた。1997（平9）年には，臓器移植法が成立・施行されることとなったが，死体（脳死体を含む）からの臓器摘出の要件が厳しいこともあって，臓器の提供は予想をはるかに下廻るものであった。

　しかし，シクロポリスなどの免疫抑制剤の改良などによって，臓器移植の成績は向上した。

　臓器移植という治療法が，外科的治療法として認められ，その実績に対する人々の信頼が増すにつれ，これを受けたいと希望する患者数が増加し，移植用臓器の不足が顕在化する。わが国での移植用臓器が少ないとして，多額の費用を費やして外国に出掛け，移植を受けて元気になって帰国したなどの報道は，現在でも決して稀なこ

とではない。

ところで、わが国では、死体からの臓器提供よりも、生体からの臓器の提供の数がはるかに多く、とくに、腎臓および肝臓においてこれが顕著である[1]。例えば、2006（平18）年では、腎移植1036件中、生体腎移植は、939件（82.7%）であり、肝移植508件中、生体肝移植は503件（99.0%）であった[2]。なお、死体からの臓器提供につき、あっせんする「日本臓器移植ネットワーク」に登録している腎移植の待機患者は、平成19年11月現在11,965人[3]であるのに対し、実際に移植を受けることのできたのは、188件にすぎなかった[4]。

こうした状況のなかにあって、2006（平成18）年10月に、わが国での初の臓器（腎臓）売買事件が発覚し、ほぼ時を同じくして病気腎の移植の問題が浮上した。

I 徳州会病院腎臓売買事件

平成18年9月、宇和島徳州会病院で、生体腎移植を受けたX_1とその内縁の妻X_2が、借金のあった女性Yに、腎臓を提供してもらった見返りに、現金30万円と乗用車1台（150万円相当）を渡した。これが、臓器移植法11条（臓器売買の禁止）に該当するとして、10月1日、愛媛県警はX_1、X_2を逮捕した。2人はその後起訴され、

---

(1) 粟島次郎「生体移植の公的規制のあり方」法時79巻10号48頁以下（48頁表1）
(2) 日本移植学会広報委員会編『臓器移植ファクトブック2007』http://www.asa.or.jp/jst/factbook/2007/index.html）参照
(3) 「日本臓器移植ネットワーク」ホームページ（http://www.jotnw.or.jp/datafile/index.html）
(4) 同上（http://www.jotnw.or.jp/datafile/offer02.html）

松山地裁宇和島支部は，平成18年12月26日，X_1，X_2に対し，懲役1年執行猶予3年の刑を言渡した（確定）。また，腎臓を提供し，金銭等を受け取ったYには，略式命令により，罰金100万円，受け取った乗用車は没収するとの判決の言渡しがされた[5]。

ところで，日本移植学会倫理指針（平15.10.28最近改正）[6]は，生体腎移植に関し，ドナー（提供者）は，「親族に限る。親族とは，6親等以内の血族と3親等以内の姻族を指すものとする。」とし，ドナーが，「親族に該当しないときは，当該医療機関の倫理委員会において，症例毎に個別に承認を受けるものとする。その際に留意すべき点としては，有償性の回避策，任意性の担保などがあげられる。」としていた。

この事件において，ドナー（提供者Y）は，レシピエント（X_1）とは親族関係になかった。そして内縁の妻X_2は，医師に対してドナーYは，自分の妹であると偽りの説明を行い，病院側は，その親族関係について，戸籍抄本などによる確認をしていなかった。また執刀した医師は，日本移植学会の会員でなく，病院は，「日本臓器移植ネットワーク」に加盟していなかった。

II 臓器移植法運用指針（ガイドライン）の改正

厚生科学審議会疾病対策部会・臓器移植委員会は，上記臓器移植法違反事件を重く受けとめて，2007（平成19）年7月12日付にて，臓器移植法の運用に関する事項を定めるガイドライン「臓器の移植

---

(5) 愛媛新聞 online.http://www.ehime-np.co.jp/rensai/zokibaibai/ren101200610287219.html

(6) 日本移植学会倫理指針改定．http://www.asas.or.jp/jst/news/ethicalguide02.htm

に関する法律の運用に関する指針」(平9.10.8, 健医発第1329号・厚生省保険医療局長通知。以下「ガイドライン」と略称する) を改正した。すなわち, 新たな項目として,「第12, 生体からの臓器移植の取扱いに関する事項」を設け,(1) 生体からの臓器移植の例外性・補充性 (やむを得ない場合に限定されるべきこと),(2) 提供意思の任意性の確保,(3) 提供者に対する文書による説明の実施と書面による同意の取得,(4) ドミノ移植の場合の説明と同意 (5) 移植術を受ける者に対する文書による説明と同意 (6) 提供者が移植を受ける者の親族である場合の本人の確認の実施,(7) 親族以外の第三者からの提供の場合の倫理委員会への付議,(8) 病気腎への対応 を追加した[7]。

(1) は, 生体からの臓器移植の例外性・補充性を述べるもので,「生体からの臓器移植は, 健常な提供者に影響を及ぼすことから, やむを得ない場合に実施されるものであること。」とする。日本移植学会倫理指針でも, 生体臓器移植に関し,「健常者であるドナーに侵襲を及ぼすような医療行為は本来望ましくないと考える。とくに, 臓器の摘出によって, 生体の機能に著しい影響を与える危険性が高い場合には, これを避けるべきである。」とし,「例外としてやむを得ず行う場合には, 国際社会の通念となっているWHO勧告 (1991年), 国際移植学会倫理指針 (1994年), 厚生省公衆衛生審議会による『臓器移植に関する法律』の運用に関する指針 (ガイドライン) などを参考」にすべきであるとしている。なお, 本項 (1) では, 臓器移植法に規定されている一般条項が生体移植にも適用があるとして, 第2条 (基本理念) の第2項 (提供の任意性) および第3項 (提供の人道的精神), 第4条 (医師の責務), 第11条 (臓器売買の禁止) をあげている。

(7) 城下裕二「生体移植をめぐる法的状況」法時79巻10号4頁

本稿では、ガイドライン（6）・（7）および（8）について、項を改めて、ガイドラインに添って若干のコメントを付することとし、その他の項目は、省略することとしたい。

Ⅲ 親族からの生体臓器の提供

　生体からの臓器の提供は、親族からのものに限るのが原則である。日本移植学会倫理指針は、「親族に限定する。親族とは6親等以内の血族と3親等以内の姻族を指すものとする。」としていた。ガイドラインは、今回の改正で、「（6）臓器の提供者が移植術を受ける者の親族である場合は、親族関係及び当該親族本人であることを公的証明書により確認することを原則とし、親族であることを公的証明書により確認することができないときは、当該施設内の倫理委員会等の委員会で関係資料に基づき確認を実施すること。」、これに関する「細則」では、「本人のほか、親族関係について、戸籍抄本、住民票又は世帯単位の保険証により確認すること。別世帯であるが戸籍抄本等による確認が困難なとき、少なくとも本籍地が同一であることを公的証明書で確認すべきであること」としており、親族関係の間違いのないことの確認を厳格に求めている。前記臓器移植法違反事件では、提供者が、レシピエントの義姉であると詐称していたことから、このガイドライン改正前に、日本移植学会理事会（平成18年11月）[8]は、「倫理指針」（生体腎移植の提供に関する補遺）として、提供者の本人確認に関し、レシピエントと同一世帯の場合は保険証で、別世帯の場合は顔写真つきの公的証明書で確認する（顔つ

---

(8) 日本移植学会倫理指針補遺。http://www.asa.or.jp/jst/pdf/20061113_2.pdf、丸山英二「生体臓器移植におけるドナーの要件——親等制限」法時79巻10号30頁

きの公的証明書がない場合は、倫理委員会に本人確認のための資料を提出し、倫理委員会が判断する）などを決めている。

「（7）親族以外の第三者から臓器が提供された場合は、当該施設内の倫理委員会等の委員会において、有償性の回避及び任意性の確保に留意し、症例毎に個別に承認を受けるものとすること。」とし、これに関する「細則」として、「倫理委員会等の委員会の構成員に、ドナー・レシピエントの関係者や移植医療の関係者を含むときは、これらの者は評決に加わらず、また、外部委員を加えるべきこと。」及び「生体腎移植において、提供者の両腎のうち状態の良いものを提供者に止めることが原則とされている。したがって、親族以外の第三者から腎臓が提供される場合において、その腎臓が医学的に摘出の必要のない疾患を有するときにも、本項が適用される。」、つまり、いずれの場合にも両腎のうち、状態の良いものを提供者の体内に留め置くべきだという趣旨である。

さて、以上を思うに、生体からの臓器の提供を親族に限るのを原則とするのは、親族間の愛情にその基礎があると思われ、見ず知らずの親族関係のない第三者に自らの身体を傷付け自らの臓器を提供することは一般的にはあり得ず（稀には、無いこともないであろうが）、その提供意思には、不純な動機（多額の報酬や強制）がないかどうか、提供意思の任意性、自発性を十分に確認することが必要だ、との趣旨である。

IV 病気腎の移植について

前記臓器移植法違反（第11条）事件に関連して、宇和島徳州会病院で11件、その周辺地域の病院で病気腎の移植が合計42件行われていたことが明らかになった。

7 生体臓器移植

　以前からも，患者から摘出された病気腎を他の患者に移植したという症例報告がいくつかなされていた[9]。しかし，平成18年の徳州会病院などで行われた42例につき，腎臓病関係4学会（日本移植，日本泌尿器科，日本透析医，日本臨床腎移植の4学会）は，平成19年3月31日，これらの病気腎移植について，厳しく非難されるべきだ，との共同声明を行った[10]（後に，日本腎臓病学会も，この共同声明に参加した。2009. 5. 2）。

　その批判は，調査と検証には限界があったなどとしながら，次の諸点を指摘している。

　各症例に関し，①ネフローゼ症候群などは内科的治療が優先されず，標準的治療から外れた症例があり，患者に治療法の選択岐をきちんとインフォームドされていたかが疑問，②尿管狭窄，腎動脈瘤などについては，腎臓を温存する治療が第1選択で，摘出が医学的選択岐になるのは例外，③感染症などその他の障害については，抗生物質などの投与で治療に努めるべきだ，④がんについては，摘出，部分切除など種々の選択岐があったが，摘出が認められた場合でも移植が妥当であったかどうか吟味する必要があり，がん患者からの移植は，再発のリスクが高まる，⑤動脈瘤については，破裂の危険があるから摘出したのに，動脈瘤が治療されないまま移植されており，医学的妥当性がない。このほか，⑥摘出や移植について説明され，書面による同意が得られているか，⑦どのような手続で移植患者が選ばれたのか，⑧倫理委員会で検討されたのか，が明らかでないなどの問題点をあげ，「将来，腎臓病治療の進歩によって，病気

---

(9)　宇和島徳州会病院ホームページで自ら病院で始めて行った症例ではないとしている。

(10)　朝日新聞2007（平成19）年4月1日付，1面，2面。愛媛新聞社 online（2007.04.01）．http://www.ehime-np.co.jp/rensai/zokibaibai/ren10120070401P141.html

腎を移植に使える可能性が出てくるかも知れない。しかし，現時点では，病気腎移植は実施すべきではない。」と結論づけている。

これらの調査・検証を受けて，「『臓器移植に関する法律』の運用に関する指針」（ガイドライン）は，次のように追加的改正が行われた。

「(8) 疾病の治療上の必要から腎臓が摘出された場合において，摘出された腎臓を用いるいわゆる病気腎移植については，現時点では，医学的に妥当性がないとされている。したがって，病気腎移植は，医学・医療の専門家において一般的に受け入れられた科学的原則に従い，有効性及び安全性が予測されるときの臨床研究として行う以外は，これを行ってはならないこと。また，当該研究を行う者は『臨床研究に関する倫理指針』（平成16年厚生労働省告示第459号）に規定する事項を遵守すべきであること。さらに，研究実施に当っての適正な手続の確保，臓器の提供者からの研究に関する問い合わせへの的確な対応，研究に関する情報の適切かつ正確な公開等を通じて，研究の透明性を図らなければならないこと。」と定めた。

腎臓移植待機患者のなかには，血液透析の苦痛から一刻も早く免れたい，病気腎であっても，移植によって治癒する可能性があるのら受けてみたいと希望する者，病気腎を移植した医師を支援する患者団体の活動など，困難な問題が横たわっているが，もとは，移植用の腎臓の不足に問題があることは明らかである。いずれにしても，専門学会が，現時点で，病気腎の移植は，医学的妥当性がないと共同声明まで出していることから，厚生労働省の「指針」を妥当としなければなるまい。

なお，病気腎移植に関し，厚労相は，それは「特殊，または新しい療法」（「保険医療機関及び保険医療養担当規則」＜昭32厚令15＞第18条により禁止されている）にあたるから保険診療の対象外の治療行為であり，病気腎移植にかかる診療報酬を返還すべき可能性があり，

また、それは不正請求であるから、保険医療機関の指定の取消しや保険医の登録の取消も検討していると報道されている(平成19年12月28日付朝日新聞29面)。

V 病気腎移植と医療過誤

臓器移植は、一般の外科治療と同じく適法と認められるためには、次の3要件を満す必要がある[11]。第1は、医学上一般に認められた方法・手段によるものであること、これを「医療技術の正当性」というが、いわゆる「医療水準」に適合したものであることが要求される。発展途上の高度先進医療や人体実験の実施などが例にあげられるが、上記病気腎の移植は、厚労省は「ガイドライン」で、臨床研究として位置づけられるものとしているから、この点で問題となる。

第2は、人の健康保持増進にとって必要かつ相当なものであること、これを医学的適応性というが、これが問題とされるのは、美容整形、不妊手術、人工妊娠中絶、性再指定手手術などが例としてあげられるが、一定の要件の下、その医学的適応性が認められている(治療目的があれば、医学的適応性は推定されることが多い)。

第3は、人身への侵襲を伴うものであり、これを受け入れるかどうかは、患者の意思を尊重すべきであるから、その説明と同意が必要である(インフォームド・コンセントの原則)。

さて、以上の医療行為の適法性の3要件は刑法理論上の要件、つまり、違法阻却事由として機能するのであり、これらの要件を一つ

---

(11) 大谷実『医療行為と法(新版)』(弘文堂、1990年)194頁以下
菅野耕毅『臓器移植の法的問題』現代契約法大系(有斐閣、1984年)第7巻、178頁以下

でも欠けば、傷害罪になると解せられている。

 ここで臓器移植に関し、臓器を移植するという外科的治療が行われる場合、診療契約が成立していると考えなければならない。この場合、医療側の債務は、前述第1の「医療技術の正当性」の要件、すなわち、現代医学医療水準に適合した医療を提供すること、第2に「医学的適応性」すなわち、人の健康保持増進に必要（疾病の治療目的）なものとして行うこと、第3に、インフォームド・コンセントの取得、これらは、いずれも、医療行為を実施する医師側の債務内容になっているものであり、これらが履行されなければ、債務不履行となり、損害賠償の責を負わなければならないことになりうる。

 さて、前述病気腎の移植は、債務不履行にならないのだろうか。

 病気腎の移植は、「医学的にみて妥当性を欠く」（前述）とする専門学会の立場からすれば、医療水準に達しない医療といわざるを得ず、診療契約上の注意義務を欠いたものといわざるを得ないであろう（なお、「ガイドライン」は、臨床研究として行うべきで、『臨床研究に関する倫理指針』（平16. 厚労告示45P）に従うべきだ、とするが、これは事後の規定であり、遡及適用することはできない）。

 問題なのは、インフォームド・コンセントにかかわるものである。

 医師が、患者に対し病気腎を移植すること、病気腎の移植は、医学的に問題があり、高い治癒率は望めないことなど、病気腎の移植の危険性、副作用、生着率などを説明することは当然のことと思われるが、患者側も成功率は少なくともかまわない、人工透析の苦しさから免れたい、万が一不成功に終っても、またもとの人工透析に戻る可能性が高いなどというような内容の説明と、これに対する同意が行われていたらどうだろうか。

 インフォームド・コンセントは、医療技術の正当性の欠如を補充するといってよいのではないだろうか。そうだとしたら、上記病気

腎の移植は，債務不履行の問題は起らないかもしれない。

おわりに

　高度な医療技術を持ちながら，移植用臓器が不足し，国際的な臓器摩擦とまで言われる状況のなか，わが国で初めての臓器売買事件が発覚し，これに伴って，臓器移植法の「ガイドライン」が改正されたのは妥当であったと思われるが，この事件に併わせて，この病院の近隣で，病気腎の移植が行われていたことが明らかになった。医療に対する信頼の問題もさることながら，関係専門学会がこの療法の是非に関する議論に参加したこともめずらしい。この一連の事件は，特異な事件として後世に語りつがれるに違いない。

（金川　琢雄）

8

安楽死と関係刑事事件

はじめに
Ⅰ　安楽死の概念
Ⅱ　積極的安楽死
Ⅲ　消極的安楽死
Ⅳ　間接的安楽死
おわりに

終末期の保健福祉

はじめに

平成7年3月に東海大安楽死事件の判決が横浜地裁（横浜地判平7．3．28判時1530号28頁，判タ877号148頁）で行われた。安楽死関連事件で医師が有罪判決（殺人罪）を受けたのは，はじめてのことであり，社会の注目を集めた。この事件の記憶も人々の意識から薄れつつあった平成18年3月に，意識のない末期患者の気管内チューブを抜去し，それでも患者は死ななかったため，筋弛緩剤などを投与して患者を殺害した医師が，殺人罪の有罪判決を受けた（川崎協同病院事件判決——後述）。ほぼ時を同じくして，富山県射水病院の担当医師が，末期患者7人の人工呼吸器を取りはずして患者を死なせたことが，殺人罪の嫌疑ありとして，警察の取調べを受けているとの報道がなされ（平成19年3月26日），病院長の記者会見もテレビで大きく報道された。

これらの事件を背景に，厚生労働省は「終末期医療の決定プロセスに関するガイドライン」（平19．5）（前述3Ⅳ，33頁以下参照）を発表し，次いで，日本医師会，日本救急医学，日本医科大学などが，末期医療のガイドラインを公表している。

本稿では，より基本的な問題として，安楽死の概念を明らかにしたうえで，最も適用の多い消極的安楽死（尊厳死）が合法なものとして認容されるための要件を，上掲の東海大安楽死事件判決，川崎協同病院事件第1審判決および同第2審判決を素材に明らかにしたいと考える。

Ⅰ 安楽死の概念

安楽死（Euthanasie）とは，不治の病に冒され死期も間近に迫っ

ている者が、耐え難き苦痛に苦しみ、自らを死なせて欲しいと希望した場合、その者を死に至らしめることをいう。

安楽死の要件として、①不治の病に冒されている（治癒不可能）②死が目前に迫っている（死の不可避、死期の切迫）③耐え難き肉体的苦痛（精神的苦痛を含まない）④本人の死なせて欲しいとの意思表示　があげられている。①～④の要件が揃えば、その者を死なせてやることが、本人のためにもなるのではないか、など宗教上も法律論としても、古くから議論されてきた。法的な問題として、刑法上、殺人罪（日本刑法199条）、または嘱託殺人罪・自殺幇助罪（同法202条）に該当するが、一定の状況の下では、構成要件に該当するが、違法性阻却事由を認定し無罪にすべきではないか、など議論がなされてきた。

ドイツの刑法学者エンギュシュは、安楽死を次のように分類した。①生命短縮を伴わず苦痛を除去する場合（純粋安楽死）、②苦痛緩和の目的で薬物を投与したところ、その副作用により死期を早めた場合（間接的安楽死）、③延命治療の差し控えや中止によって死期を早めた場合（消極的安楽死）、④生命を直接断絶した（殺害した）場合（積極的安楽死）。これが、わが国でも、一般に受け入れられている分類である[1]。

④の場合が、死期が迫っていること、肉体の激痛、病者の希望からして、違法阻却事由に該当するのではないかなどと議論が行われてきた。また、肉体的苦痛が伴わない場合でも、不治の病に冒され死期が迫ってきている病者が、医学的に無益な延命治療を拒否するという消極的安楽死（尊厳死）こそ、法的に許容されるべき安楽死であり　その要件（例えば、意思表示できない者あるいは、意思表示をしないうちに昏睡状態になった者、植物状態患者など）をさらに検討

---

(1)　甲斐克則『安楽死と刑法』（成文堂, 2006年）2頁以下

すべきでないか，というのが現在の法状況である。

II 積極的安楽死

わが国で，安楽死に関連する事例として公表されている裁判例は，7件である(2)。有名なのは，いわゆる山内事件と呼ばれるもので，名古屋高裁の判決である（名古屋高判昭37.12.22高刑集15巻9号674頁）。

本件は，脳溢血で倒れ全身不随となった父親（52歳）が衰弱して激痛を訴え「早く死にたい」「殺してくれ」と叫ぶので，孝行息子が「父に対する最後の孝行」として牛乳ビンに有機燐殺虫剤を混入して，事情を知らない母親を介して父親を殺害した，というものである。判決は，嘱託殺人罪（刑202条）で，懲役1年執行猶予3年を言渡した。

弁護人は，安楽死として無罪を主張したが裁判所は，安楽死認容の要件として，次の6要件をあげた。

①病者が現代医学の知識と技術からみて不治の病に冒され，しかもその死が目前に迫っていること，②病者の苦痛が甚だしく，何人も真にこれを見るに忍びない程度のものであること，③もっぱら病者の死苦の緩和の目的でなされたこと，④病者の意識がなお明瞭であって意思を表明できる場合には，本人の真摯な嘱託または承諾のあること，⑤医師の手によることを本則とし，これにより得ない場合には医師によりえないと首肯するに足りる特別な事情があること，⑥その方法が倫理的にも妥当なものとして認容しうるものであること，をあげ，本件行為の違法性を阻却するためにはこの6要件をす

---

(2) 町野朔など編『安楽死・尊厳死・末期医療』（資料・生命倫理と法II）（信山社，1997年）2頁以下（秋葉悦子筆）

べて満たす必要があるが，⑤⑥の要件が欠けているとして，判決では有罪とした。

本件は，刑そのものはなはだ軽いものであった。また，積極的安楽死の要件にあいまいさを残しているが，違法性阻却事由を具体的に挙げたことで，評価されており，後の裁判にも影響を及ぼした。

東海大安楽死事件は，わが国では初めて，医師が安楽死関係事件（殺人罪）の被告として審判を受けたことで，社会的にも大きな関心を集めた。本件では，患者（58歳）は，多発性骨髄腫で意識がなく，苦しそうないびきをかいているのを見た家族の者は，「苦しそうで見ているのがつらい」「もうやるだけのことはやった」「早く家へ連れて帰りたい」「楽にしてやってくれ」などと強い調子で医師に迫った。医師は，いたたまれない気持になって，塩化カリウム注射などを投与して，患者を急性カリウム血症で死亡させた。医師は，殺人罪，懲役2年，執行猶予2年の有罪判決を受けた。

横浜地裁（横浜地判平7．3．28判時1530号28頁，以下「T判決」と略称する）は，安楽死として無罪であるとの弁護人の主張に対し，安楽死を合法なものとするためには，次の4要件が具備されることが必要であるとして，その主張を認めなかった。

①患者に耐えがたい激しい肉体的苦痛が存在すること　②患者について死が避けられず，かつ死期が迫っていること　③患者の生命短縮についての明示の意思表示があること，④苦痛の除去・緩和のため容認される医療上の他の手段が尽され，他に代替手段がないこと。

判決では，鑑定結果からみると患者の余命は，あと1，2日であり積極的治療を行ってみても4，5日で，本件患者は死期が迫り，回復不可能な状態であったと認定され，治療行為の中止が対象となる段階にあった。しかしながら，患者は，病名を知らされておらず，病状の進行等についての説明を受けておらず，末期状態となって明

確な意思表示をしていない。それならば，家族の意思表示から本人の意思を推測しうるかについて問題があるが，積極的安楽死の要件として，家族の意思表示から患者本人の意思の推定は許されざるものである。また，肉体的苦痛の除去・緩和についても，患者は意識を失ない疼痛反応もなく安楽死の前提となる除去・緩和さるべき肉体的苦痛は存在しなかったのであると判示している。

以上が東海大安楽死事件判決に関する部分の要旨である。

本判決に対しては，本人の生命短縮については，その時点における本人の明示の意思表示が必要であり，家族の意思表示から本人の意思を推測することは容認できない，とすることについては，反対論者はいないようである。しかし，④「苦痛の除去・緩和のため容認される医療上の手段が尽され，他に代替手段がないこと」については，現代の発達したペインクリニックの状況のなかで，医療上のすべての手段を尽し他に代替手段がないなどということはありえないのではないか，などの疑問が呈示され，結局，この条項の適用により，積極的安楽死は，認められなくなるのではないかとの議論もある。

筆者は，積極的安楽死の容認については，懐疑的である。

オランダやアメリカ・オレゴン州などの安楽死立法（オレゴン州は，尊厳死法としているが実質は安楽死法に近く，医師の自殺幇助を認める）など[3]，なお外国の諸立法を検討しなければならない。

しかしながら，筆者には，第39回世界医師会の「尊厳死」についての倫理宣言が重くのしかかっている（"World Medical Association Declaration on Euthanasia. 1987年10月スペイン・マドリッド，第39回 WMA 総会で採択)[4]。

---

(3) 甲斐克則，前掲(1) 180頁以下
　なお，三井美奈『安楽死のできる国』（新潮新書，2003年）1頁〜163頁
(4) 資料集：生命倫理と法（ダイジェスト版）（太陽出版，2004年）24頁

「患者の生命を故意に終らせる行為である安楽死は、たとえ患者自身からの要請であっても、あるいは近親者の要請であっても、非倫理的である。しかし、この見解は、医師が、末期の病状にあって自然なプロセスをたどって死を迎えたいという患者の願望を尊重することを妨げるものではない。」

III 消極的安楽死

　消極的安楽死は、不治・末期の患者に対する末期医療において、人工呼吸器や栄養チューブ、心電計、脳波計の電極、更には排泄用チューブなどにつながれ（スパゲッティ症候群とも揶揄される）、人間としての尊厳を害され、ただ生かされているだけの延命医療措置を中止して欲しい、また、人間として尊厳を保ちつつ死を迎えることを期待することから尊厳死と呼ぶことが多い。また、人工的にExtroadinallyな医療措置を行うのではなく、自然な形で、死を迎えさせて欲しいとの願望から、自然死と呼ぶこともある（本稿では、尊厳死と呼ぶ）。

　尊厳死の要件については、前掲東海大安楽死事件判決（これを以降「T判決」という）が公表されて以降、10年目に尊厳死問題を正面から取り扱った判決が出た。川崎協同病院事件判決（1審横浜地判平17.3.25判タ114頁、2審東京高判平19.2.28判タ1237号153頁。前者を「K₁判決」、後者を「K₂判決」という）である。

　本件では、平成10年11月20日から、気管支喘息重積発作に伴う低酸素性脳損傷で意識が回復しないまま入院中の男性（58歳）に対し、医師は、「自然なかたち」で看取りたいとの気持から、気道確保のための気管内チューブを抜きとり、患者は苦しそうに呼吸を繰りかえしたため、鎮静剤、筋緩剤（ミオブロック3アンプル）を投与して、

死亡させたというものである（1審判決では，殺人罪，懲役3年執行猶予5年，控訴審判決では，殺人罪，懲役1年6月執行猶予3年）。

さて，以下に，T判決，K₁判決，K₂判決を素材に尊厳死が合法として認められるための要件を検討したい。

（1） 合法化の根拠

T判決では，治療の中止を求める権利は，自己決定権に由来するものであるが，死そのものを選ぶ権利，死ぬ権利を認めたものではなく，死の迎え方ないし死に至る過程についての選択権を認めたものである，とする。これに対し，K₁判決，K₂判決は，自己決定権のみではなく，医師の治療義務の限界をもその許容性の要件に加えるべきだ，という。

患者の選択権を認めることは重要であり，当然のことであるが，生命の尊重という点を考えると，治癒不可能性（治療義務の限界を越えている）という客観的要件を付加すべきであろう。

（2） 死の不可避性

T判決は，「患者が治癒不可能な病気に冒され，回復の見込みがなく死が避けられない末期状態にあることが必要である」とする。K₁判決は，「医師が可能な限りの治療を尽し医学的に有効な治療が限界に達している状況に至れば，患者が望んでいる場合であっても，それは医学的にみて有害かあるいは意味がないと判断される治療については，医師において，その治療を続ける義務，あるいはそれを行う法的義務はない」として，治療義務の限界という客観的状況を強調する。K₂判決は，死の不可避という概念のなかに，「救命の不可能性」，「死期の切迫性」というものを含ませ，K事件において，患者は，救命の可能性が全くなかったとはいえないし，また，死期が切迫していたとはいえず，治療義務の限界に達していたとは

いえないとした。

(3) 患者の意思

「治療行為の中止を求める患者の意思が存在し，それは治療行為の中止を行う時点で存在することが必要である。」「そして，そうした意思表示は，患者自身が自己の病状や治療内容，将来の予想される事態等について，十分な情報を得て正確に認識し，真摯な持続的な考慮に基づいて行われることが必要（T判決）であり，また，「回復不能でその死期が切迫していることについては，医師の意見等を徴して確定的な診断がなされるべきであって，あくまでも，『疑わしきは生命の利益に』という原則の下に慎重な判断がなされなければならない」（K_1判決）。

末期医療において，多くの患者は意識不明だったり，その他の理由で意思を表明することができない場合が多い。

患者の真意の探究にあたって，患者の推定的意思によることが認容できるか否かは，大きな問題である。

まず，患者が事前に「リビングウィル」といった文書による指示書を作成しており，その後の医療行為を中止する時点で意識を失っているような場合には，医療行為中止の時点で，事前の指示書がなお，継続して有効なものとして取り扱ってよい場合が多い。事前の指示書が，今なお有効か否かは，その後の期間の経過，その後の事情の変化その他諸般の状況を考えあわせて，その有効性の確認作業を行わなければならない。

問題なのは，患者の事前の意思表示がない場合である。

T判決は，家族の意思表示から患者の意思を推定することが許される，とし，この場合，家族が患者の意思を推定しうる立場にあることが必要（つまり，患者の日頃の言動や人生観などをよく知っていること）であり，かつ治療中止の時点で患者の病状等を十分に理解し

ていることが必要だ，という。しかし，K2判決は，患者家族からの意思の推定につき，これを「代行」ないし「代諾」といってみても，それは所詮擬制にすぎないのではないか，として，患者本人の意思を患者家族の意思表示から推定することに懐疑的である。K1判決は，家族の推定を認めるだけの前提となる家族の患者についての知識が十分でなかったことを指摘している。

筆者は，家族等の意思表示から患者の意思を推定することを認容すべきであると考える。この場合，家族の者は，日頃，患者と末期医療について話し合ったことがあったり，患者の性格，価値観，人生観などをよく知っており，治療中止の時点でも，患者の病状，治療状況などを正確に理解していることが前提となる。また，医療側も，患者家族が患者本人の意思を推定することができる根拠となる事実や理由を把握している必要がある。

患者の意思を推定しうるのは，原則として家族であるが，必ずしも家族に限る必要はなく，親しい友人も，患者の意思を推定して，その意思を表示することができると思われる（例，（米）ナンシー・クルーザン事件）(5)。

いずれの場合でも，患者の意思の推定は，「明白かつ説得力のある根拠」(Clear and Convincing Evidence) によって証明される程度の証拠が必要と思われる。それは，一般に「確信」を得る程度までは必要ではないが，「合理的な疑いを相容れない」(beyond a reasonable doubt) 程度の証明が必要なのではあるまいか。

（4） 中止の対象となる医療措置

治療行為の中止や差し控えの対象となる措置は，薬物投与，化学療法，人工呼吸器，人工透析，輸血，栄養・水分の補給など疾病を

---

(5) Cruzan V. Director, Missori Department of Health. 110s. Ct. 2841 (1990)，なお拙著『実践医事法学』（金原出版，2002年）118頁

治療するためのあらゆる医療措置が含まれる（T判決要旨）。これらの医療措置は，医療措置中止の開始時点で一斉にすべての措置をとりやめるのではない。どの措置をどのように中止し，あるいは，薬物投与の量の増減を如何に行うかは，患者の意思を勘案し，患者の病気の種類，程度や医療措置をとりやめることによる死期への影響を考慮し，自然の死を迎えさせるという方向で決められるべきである[6]。いずれの場合においても，患者の苦痛の緩和，精神的安らぎ，快適な療養環境の確保が優先的に考慮されるべきである。

Ⅳ 間接的安楽死

間接的安楽死は，死期の切迫した患者が激しい肉体的苦痛に苦しむとき，その苦痛の除去・緩和の目的で投与した薬剤の副作用により死期が早まる場合をいう。苦痛の除去・緩和の目的という治療行為の付随的効果であるから「治療型安楽死」と呼ばれることがある。

T判決は，「主目的が苦痛の除去・緩和にある医学的適正性をもった治療行為の範囲内の行為とみなし得ること，たとえ生命の短縮の危険があったとしても苦痛の除去を選択するという患者の自己決定権を根拠に，許容されるものと考えられる。」という。積極的安楽死の場合も，耐え難き肉体的苦痛に苦しむ病者に対し，その苦痛の除去・緩和のために病者が死んでもかまわない程度に薬剤等を与えるものであり，間接的安楽死とはまさに紙一重の差である。

要するに，その目的が何であるか，薬剤等の投与によって病者が死んでもやむを得ないという場合であれば，それは間接的安楽死でない。注意すべき点である。

---

(6) 日本尊厳死協会東海支部編『私が決める尊厳死』（日本尊厳死協会（中日新聞社）2007年）29頁以下

T判決は，続けて，「間接的安楽死の場合，前記要件としての患者の意思表示は，明示のものはもとより，この間接的安楽死が客観的に医学的適正性をもった治療行為の範囲内の行為として行われると考えられることから，治療行為の中止のところで述べた患者の推定的意思（家族の意思表示から推定される意思を含む）でも足りると解される。」[7]という。妥当であると考えられる。

おわりに

上記のいわゆるK2判決（東京高判平19. 2. 28判タ1237号160頁）は，「尊厳死の問題は，より広い視野の下で国民的な合意を図るべき事柄であり，その成果を法律ないしこれに代り得るガイドラインに結実させるべき」であって，「司法が抜本的な解決を図るような問題ではないのである」という。

厚生労働省の公表した「終末期医療の決定プロセスに関するガイドライン」（平19. 5）については，別稿において紹介し若干のコメントを付したが（前述3Ⅳ，33頁），医療現場で有用なものとして尊重されるかについてははなはだ疑問である。

日本救急医学会のガイドラインは，延命治療を中止する場合を4つに分けて具体的に指針を定めているが，新聞社の調査で，この指針を採用しないとする施設が65％に達していた。その理由として，「刑事責任を問われない保証がない」というものであったという（2008年1月21日朝日・朝刊）。

わが民法第858条は，認知症者（被成年後見人）に対する後見人の身上配慮義務を定めているが，成年後見人は，インフォームド・コンセントに関する医療上の決定をする権限がない（一身専属性の故に）。これも，また，立法上の不備である。

───────
(7) なお，前注(1)，4頁参照。

おわりに

　尊厳死法制化を考える議員連盟（中山太郎衆議院議員会長，会員・衆参合計92名）は，『臨死状態における延命措置の中止に関する法律案要綱（案）』を公表した（平19.5.31）。本要綱案には，医師の免責条項や患者の権利条項がなく，専ら，意思決定の手続に終始していることなど不備の点があるが，これを修正するとともに，これに続く，実施規則，法の運用に関する指針（ガイドライン）など，詳細な規定を作ることが必要である。

（金川　琢雄）

9

人間存在の今日的課題
―保健医療保障と福祉―

はじめに
Ⅰ 人間の生命と健康保険を含む快適生活環境の権利実現に向けて
Ⅱ 生命の真の問題と広角視点について

● 終末期の保健福祉

はじめに

生と死をめぐり,長寿化時代,少産少死時代,障害者保健医療・福祉への重視時代にあって,生命価値への包括的認識とその権利擁護をめぐる包括的法制度政策対応と,その内実的実践のための認識とそのベースにあるものは,つぎの保健医療をめぐる問題である。

新しい保健医療問題として

　　先端医学,生命科学研究と法,

　　医療安全,Riskmanagement 医療経済,

　　医療と刑事司法——終末期医療と刑法,

　　　　　　——医療道義

　　医療と人権——医療事故,

などを事実とあわせて法の問題として提起されている。

I 人間の生命と保健医療保障を含む快適生活環境の権利実現に向けて

(1) 長寿化時代の新しい保健とその対応

生と死をめぐる長寿化時代,少産少死時代,障害者の全人生活保障重視時代の到来と生命価値尊重への包括的認識とその権利擁護をめぐる包括的法制度政策の,しかも豊かな人権保障をめざす快適なくらしの内実的実践のための認識のベース確認の時代を迎えて,今日,「福祉」の在り方を改めて考えざるをえない時代とその実現時代が来ていると考えられる。

大学,高等学校,中学校,小学校,幼稚園,保育所に加えて,就労期,定年老齢期そして,生きることにあわせて死への生涯期に,市民の生活の起状を感ずるが,今日ほどその起伏が激しい時代はないと思われるのである。

Ⅰ 人間の生命と保健医療保障を含む快適生活環境の権利実現に向けて

　一例として，ある意味で基礎教育期である公的義務教育期における公・私教育格差に，受験に悩みをもつ子供たちの子供や学内での生徒・教師との相互の闘い，著名大学への進学をめぐる家族内の闘い，その将来にかかわる闘いなど，幼児期からの人間相互の闘いにみる人間相互の相剋は，現代社会での私的な問題にすぎないはずのものであるにもかかわらず，公的関係行財政や法の介入をまたずには対処しえないことが多発している。教育問題が，子供の偏差値をめぐる人権の差別問題にかかわって，1つの大きな生涯にわたる社会問題となっていることをみるとき，これが今日教育福祉問題の事実として，その学問的研究となっているのである。万事，法と制度政策問題として提起されているのは，1つの時代の流れなのであろうが，教育基本法制度とその内容が単に公的な行財政問題として処理しえない，日本の政治情況ともかかわっていることをもみるのである。

　このような問題は，古く，しかも一面新しい1つの社会問題として，とるに足りない問題として軽視しえない時代が到来しているのである。この教育をめぐる問題は，また教育制度改革にみる教師の質，教育の質などの問題，加えて教師の性格にかかわる状態と精神的疾患問題として個人の生死ならびに人間生活のベースにある生涯的な保健医療問題を誘発していることをみるのである。

　いずれにしても，すでに繰り返し指摘したように，古くして新しい型の高齢者の生存・生死にかかわる終末期の安楽死問題も，多面的，多機能的包括的な問題とし，保健医療現場の医師，看護師，介護福祉従事者，リハビリテーションワーカー，関連職種人などの保健医療職場環境，従事者の人間管理状況，福祉医療保健教育諸条件，労働生活諸条件にかかわって，その対応を提起されているが，地域，国，家族にとっても教育問題の内蔵する問題と全く類似していることを理解していただきたいのである。また一つ余計な問題は，人間

の生命,その価値の内実化実現にかかわって,患者を含めて保健医療現場の医師,看護,介護,関係従事者に限らず,利用者の自己実現やその家族構成員との諸関係と組織を前提とした関係人間相互関係の,その連帯的職務履行を通じての,倫理や目的の理念などが働いていることを見るのである。

学会で前述の圓山医師(大阪摂津市日赤病院介護ケア部門にみる関係者のリーダーの1人)が提起した,終末ケアに関する包括ケアが,病院現場での利用者の意思とも関係して,包括的制度を支えるベースにあることについて改めてふれておきたい。

(2) 新しい終末ケアとその具体化は

① 健康(医療保障制度)維持に関する制度作用として,医療保険医療制度と,病院内の医師,看護師,介護師,さらに在宅ケア従事者(ホーム・ヘルスサービス関係従事者)の整備
② 心理ケア従事者,家族ケアのための病院介護施設などの利用者・従事者関係整備
③ 公的年金制度,労災補償保険制度,雇用保険制度の整備
④ 労働安全,労働危険規制,労働時間,休日,休憩,有給休暇をめぐる職場生産維持環境および職場生産環境ケア整備
⑤ 人間の生活環境制度(食物,食品などの公衆衛生規制)
⑥ 人間への人権教育と教育制度(一般医師,看護,ホームヘルパーに加えて保健医療,介護,その他の関係者への福祉,人権平等教育)と専門職養成整備
⑦ 国家行財政制度の整備

そして,討論にみる圓山医師は,包括的対応のさいごに,哲学的な「禅の問題」を,人間の生と死としての窮極問題として提起していることは,今日の人間の社会生活に起因する生存問題の基底にある命題と,その無限をとくことの至難を指摘しているように見うけ

られるのである。

　いま,「福祉」という用語は, 多様化され, 濫用され, その基底には, 人間生存とその存在価値を問われて提起されているが, それは人間存在の生存の価値が問われる哲学, 圓山医師によれば「禅」的な命題が含まれており, その課題の処理は, ことに人の生の終末とそのいま, 明日が関わっているといってよい。この命題は, 人間の生と死とに関わる社会的諸問題, そして拡大しつつある「福祉」の多角的・多面的な各領域において問われており, 社会福祉諸科学や自然諸学の領域での包括的対応の模索とあわせて, 各国の実情に対応した個別問題への対応が模索されていることはいうまでもない。

　この例の一例としむすびとして, 桑原洋子教授がつぎのように指摘している所論は, 対象福祉への対応として, 異なりはあるが, 筆者の十数年前の指摘と類似して, 共感を感ずるのである。

II　生命の真の問題と広角視点について

　この現代の福祉課題にみられる包括的視点の問題は, 単に一つの行財政的対応にとどまる問題でないことは, 日々報ぜられる多くの政治, 経済, 日常生活事象とその現象にみられることであろう。

　さいごに, 筆者はつぎの言葉を, わが国に拡がる「福祉」について, 少々長いが, 記して所論のむすびにすることを御許しいただきたい。

　生命の真の問題は,《肉体的, 精神的, 社会的に完全な充足の状態》という定義によれば, 保健政策の問題になる。

　生命の限界を対象とする問題と, 生命に関する問題を混同する, 視野の狭い議論に固執していると, われわれは思い違いをしてしまうのである。

地球のあらゆる所で多様な状況の生き方がある。

生命活動も生活の政策も，富める国，貧しい国の差はあるがすべての国で，生活様式と更国的行動の変化を要求している。われわれは，何とささやかな金額——ほんの数フラン——でアフリカの病気の子供たちや，盲人の数を減らすことができるのかということを知れば，恥じいるばかりであろう。

生きることを教え，子供を死ぬまま放置したり命を奪ったりしないように，教育し，健康を維持し，あるいは健康を守るもっとも簡単な最良の方法，健康への配慮に過不足のない正しい位置を与えること——生と死は社会体制と性格に左右されること——の重要性を知るべきである。

「世界はこうした義務には自らの努力を傾けることができるのだ」と（「生きる権利と死ぬ権利」（フランソワ・サルグ，森岡恭彦訳）（みすず書房（1988）306頁）。

(佐藤　進)

10

司法福祉と人間の生死

はじめに
I 司法福祉の概念と対象
II 人間の死亡の時期
III 死による人間の客体化
IV 安楽死に関する民法上の問題点
おわりに

終末期の保健福祉

はじめに

　本稿は人間の生死について司法福祉の立場から検討するものである。対象とするのは安楽死，尊厳死，臓器移植である。安楽死と尊厳死は人間の死期を人工的に操作するものであり，臓器移植は死期に関する総合説によれば未だ生存している人間の臓器を摘出するものである。これらは人間が全うしなければならない生命に対してきわめて僭越な行為といえよう。司法福祉はこうした人工的死をもたらす不条理を問い直すための福祉活動であらねばならない。

　民法典は「人」を権利の主体であると規定しているが，1990年代に入り「人」を客体視する傾向が生じてきた[1]。このことは，医療の場における「臓器移植」が「臓器の移植に関する法律」（平9法104号）の施行により合法化されたことにも要因があるであろう。それは臓器を提供する者とそれを受ける者との間で人間の生と死が人工的に操作され得るようになったということである。

　かつて人間は生命に対して敬虔であった。しかし現代社会における高度な科学技術の発達は人間の生命さえもその素材とし，それに振り回され，人間は生命に対して不遜なものに変わってしまったのであろうか。このことは17世紀にデカルトが『人間論』[2]において，人間の身体について述べていることが具体化したものであるといえようか。

　デカルトは，人間の身体を「機械にほかならない」と述べ「骨，神経，筋肉，静脈，動脈，胃，肝臓，膵臓，心臓，脳，その他この機械を構成しているはずのすべての部品」の運動を詳述している。

---

(1) 中井美雄「序論」『現代社会における法主体』民法学研究会報告レジュメ，1頁，2007年10月13日
(2) 伊藤俊太郎・塩川徹也訳『デカルト著作集④人間論』（白水社，1981年）225頁

機械の動きが悪くなると油をさして円滑に動くようにし，また部品を取りかえたりする。それは疾病にかかった人間に対する投薬や手術が人間の身体の機能を回復に導くこととの間に共通するものがあるということであろう。

このことは窮極的には，人間の身体を「物」つまり客体と考えることにつながる。「たとえば『人間ドック』という自分自身を機械としてあつかうことを肯定した言葉や，あるいは『医療産業』という生命を売買することを黙認した言葉を……何らあやしまないという風潮」(3)を招来した。臓器移植等の問題は，人間の身体を「物」として物質として考えるところに浮上してきたものであろう。「近代医学には機械的な生や技術的な死が抱き合わせである」(4)ことをわれわれは認識しなければならないということである。

安楽死とは瀕死の状態にある者が，耐えがたい肉体的苦痛に苛まれる期間を長引かせないため，早期に死をもたらす措置をいう。安楽死は，その行為自体は自殺関与，同意殺人（刑法202条）の構成要件に該当する。それ故，本来はその行為の違法性ならびに責任が問題となる。また患者の安楽死に関する「真意にもとづく自己決定」といわれるものが無言の圧力によってなされることはある。医師は「重症患者の末期にはあまりの苦しさのために，患者および家族から安楽死の希望を相談されることがある」(5)。

「総じて人間は，苦しい状況になると弱気になり，通常は感じないプレッシャーを感じ弱音を吐く傾向がある。『もう死にたい』という言葉を鵜呑みにするわけにはいかない」(6)しかし「すべての病気の完治は，……過去の医学未発達の時代に限らず，最先端の設備

---

(3) 立川昭二『病と人間の文化史』（新潮選書，1991年）191頁
(4) 前掲注(3)，190頁
(5) 川上武『医学と社会』（勁草書房，1968年）297頁
(6) 甲斐克則「安楽死・尊厳死」ジュリスト1339号（2007年8月）36頁

を誇る現在の病院においても必ずしも保証されていない」[7]。同様に死の予測は不確実なものであろう。それゆえ，安楽死の実施は大きなリスクをともなうものである。

「人間の一生においてまぬがれがたい病気の苦痛を，どのような視角からとらえ，これにどのように対処し，最終的にはどういう形で，その克服をはかるかの，はっきりした見極めが必要なのだろう。いわば『病気と人間』に関する，哲学的・宗教的・人間学的な……とらえ方が」[8]必要となろう。人間の生死は，本来，人知の及ぶものではないのである。

I 司法福祉の概念と対象

現在，社会福祉の対象となる問題ではあるが，司法機関による規範的解決を求めなければならないケースが多くなってきている。なかでも，人間の生死をめぐる争いについては，司法の場において決着をつける必要のある問題が少なくない。

司法福祉をどのように定義するかについては未だ定説はない。それゆえに，その研究対象とする領域もまた明確にされてはいない。また司法福祉という概念自体が成立し得るのかについて疑義を呈する者もいる。しかし「司法福祉」という概念は，近年，徐々に社会的認知を得てきている。その背景には，家庭裁判所設立から半世紀を越えて，家庭裁判所調査官により司法ソーシャルワークが実施されてきたということがある。つまり概念の確立に先行して実態があったということである。

---

(7) 田辺保『ボーヌで死ぬということ』(みすず書房，1996年) 18頁
(8) 前掲注(7) 同頁

司法とは，形式的には司法機関である裁判所の権限とされている事項のことをいうが，実質的には法令を適用して特定の事項の適法・違法あるいはこれを規制する権利関係を確定することにより，具体的争訟を解決する国家作用をいう。こうした規範的解決という役割をもつ「司法」を介在させた福祉活動は，司法福祉と称し得ると考える。それゆえ，司法福祉の概念について「司法の場を介在させた福祉活動」と定義する。

　司法福祉をこのように定義した場合，その対象は，家庭裁判所を基軸とする司法ソーシャルサービスに止まり得るものではない。「司法本来の使命」が「法による権利の実現ないしは法による紛争の解決」(9)であるならば，司法の場を介在させて対処していくべきケースの幅は広く，司法福祉研究の対象領域は拡大されていく必要がある。民事法・刑事法等にかかわる紛争もその対象領域に含まれるべき問題である。

　司法の場を介在させねばならない福祉問題には，生活保護費の不正受給と詐欺罪，老人虐待と相続廃除，児童虐待と親権の剝奪，ホームレスの住所・居所の取得と生活保護の受給，家庭内暴力を受けている親子の安全保護等のケースがある。つまり，民事・刑事，児童・成人と広く社会の各分野で発生する問題が，司法福祉の対象領域となり得るものと考える。

　たとえば，土地の境界線について争う民事事件においては，司法機関の行う判断によって，その結論については当事者間に多少の不満が残ったとしても問題は決着する。しかし司法福祉に関する事件では，裁判所の判決により事件が規範的解決をみたとしても，当事者間に憤懣が残るケースが多い。もしそうであるならば，同じ問題

---

(9) 山口幸男『司法福祉論』（ミネルヴァ書房，2005年）17頁以下，前野育三「司法福祉と『少年法』」『司法福祉の論点』所収（ミネルヴァ書房，1993年，13頁

について再び司法機関の判断を求めて，訴因を変更して訴えが提起されるということが起こる可能性がある[10]。したがって司法機関の判断にたいする憤懣や怒りを如何に鎮め，実態的解決につなげていくかが課題となってくる。

家庭裁判所には司法ソーシャルサービスが，長い歴史をもって根づいているが，一般の民事・刑事事件を取り扱う司法機関は，このような経験をもっていない。一般の裁判所で行われる規範的解決は果たして当事者を納得させ得るものであろうか。またこれを実態的解決へとつないでいく方策をもっているのであろうか。とくに安楽死・尊厳死・臓器移植等人間の生死にかかわる紛争には，規範的解決だけでは解消し得ない人間の情念の鎮静が求められる。

司法ソーシャルワークについて経験を持たない一般の裁判所は，司法機関の判断にたいする当事者の憤懣や怒りを宥めて実体的解決につなげていくことがはたしてできるのであろうか。つまり一般の司法機関には，こうした憤懣や怒りを癒す技術があるのかという問題がある。とくに人間の生死をめぐる裁判については，鎮魂が不可欠であり，これなくして，実体的解決はない。つまり，問題は残されたままになるのではないのか。今後，生死をめぐる事件が増加してくると思われるが，こうした事件については家庭裁判所だけではなく，一般の裁判所においても事件を終結させるためには，関係者の内奥を察して助言できるソーシャルワーカーの関与が必要である。つまり，司法の場を介在させた福祉活動（司法福祉）が不可欠のものとなろう。

しかし，そのような，援助技術を持つ者を一般の裁判所は養成し得るのであろうか。

---

[10] 拙稿『試論――司法福祉の概念と対象』司法福祉学研究第4号（2004年）2頁

Ⅱ　人間の死亡の時期

「人が存在しなくなるのは『死亡の時である』」が「『死亡』という概念の内実を規定する法条は存しない。これを明示的に定義した判例も見当たらない」[11]のである。

しかし死は何人にも平等におとずれる。権利の主体としての人間の終期はその時である。「人の死亡もしくは人の終期という問題は，本来，医学的及び法（学）的に謂わば二重の定義・価値判断を要求される問題であり，それが在って初めて，その判定基準・方法についての見解が共働的に展開され得るものである」[12]といえる。

死亡の時期については脈拍停止説，呼吸停止説，脈拍停止・呼吸停止・瞳孔散大の3つの徴候を備えていることを基礎として判定する総合判定説がある。かつては総合判定説が死の判定時期として通説であった。最近では脳死説が有力である。脳死説は生命現象の根源は脳にあるから脳機能の不可逆的喪失の時期をもって人の死亡の時期とするというものである[13]。しかし「現代の医学水準において，脳機能の不可逆的喪失の時期について確実な判定が困難」であるから「総合判定説に従うのが妥当である」[14]と川端は述べている。

---

(11)　伊東研祐「人の終期―脳死について」『現代社会と刑法各論』（成文堂，2002年）41頁
(12)　前掲伊東注(11) 42頁
(13)　前掲伊東注(11)「1982年にアメリカ合衆国で初めて行われた人工心臓埋め込み手術にも象徴されるように，長期に亙る心臓の機能の完全に人為的な代行さえも可能となった。更に，かなりの時間……に亙るガス交換機能の人為的代行も可能となってきた。これらのことは，三徴候説が確認を要求する呼吸停止の時点も心停止の時点も共に不明瞭となって，肺臓と心臓の機能の不可逆的停止時が確定困難になってきた」（45・46頁）「所謂脳死説の諸見解が登場してくれることは，このように見るならば，謂わば当然の論理的帰結ともいい得よう」（46頁）

また伊藤も「脳波計による検査が十分に正確なテストとはいえないということは多くの論者の認めるところである。つまり,脳機能の不可逆的停止の判定には現在の医療技術でも限界があり,臨床医学上の経験則に依存しなければならない側面があるのである」[15]と危惧している。

このように人の死亡の時期については見解が分かれているが「この点に関して決着がついていないことが終末期医療をめぐる……法的問題の解決をさらに困難なものとしている。刑法の解釈としては,国際基準でもある脳死説を基礎に置くべきで」あり,これにより「終末期医療をめぐる法的不透明さが医療従事者に与えている負荷の一部が取り除かれることとなる」。つまり脳死を認めることにより「医療現場における不毛な混乱は回避され」[16]るとして井田は,脳死説の立場をとっている。いうなれば医療従事者の行為を違法としないために脳死の状態にある者を生贄とするということであろうか。

また井田は「脳死判定の時点をもって死亡の時期とするのは甚だ法的安定性を害するとも」いえるが「脳死の判定も三徴候による死の判定と同様に脳の『機能死』の判定なのであり,本質的には外部的な徴候から脳の状態を推定するものにほかならない」[17]と述べている。

しかし脳機能を喪失しても,呼吸し脈拍がある以上,人は生きているのではないのか。脳死説が脳という身体の一部の機能の喪失をもって死と判定することは,機械文明の所産としての「ヒューブリス」ではないのか。しかし社会的ニーズに迫られて臓器移植法は制

---

(14) 川端博『刑法各論』(成文堂,2007年) 11頁
(15) 前掲伊東注(10),50頁
(16) 井田良「終末期医療と刑法」ジュリスト1339号 (2007年8月) 41頁
(17) 井田・前掲注(15),42頁

Ⅱ 人間の死亡の時期

定・施行された。「臓器の移植等に関する法律」6条は一定の要件のもとに脳死状態にある者から臓器を摘出することを是とする旨次のように規定している。

1　医師は，死亡した者が生存中に臓器を移植術に使用されるために提供する意思を書面により表示している場合であって，その旨の告知を受けた遺族が当該臓器の摘出を拒まないとき又は遺族がないときは，この法律に基づき，移植術に使用されるための臓器を，死体から摘出することができる。

2　前項に規定する「脳死した者の身体」とは，その身体から移植術に使用されるための臓器が摘出されることとなる者であって，脳幹を含む全脳の機能が不可逆的に停止するに至ったと判定されたものの身体をいう。

3　臓器の摘出に係る前項の判定は，当該者が第1項に規定する意思の表示に併せて前項による判定に従う意思を書面により表示している場合であって，その旨の告知を受けたその者の家族が当該判定を拒まないとき又は家族がないときに限り，行うことができる（同条4項，5項，6項については，ここでは割愛する）。

つまり同条は死の概念を脳死説に依拠している。しかしこれは「心臓死を前提としつつ，臓器移植の場合に限ってドナーの事前の自己決定と家族の同意を条件として脳死を死と認めたものと解さざるを得ないとされる。しかし，このような相対的な脳死説は，客観的であるべき死亡時期の基準としては疑問である」[18]と川端は批判している。

臓器移植法は脳死状態にある生きている人間の身体から臓器を摘出することを是認としたのである。そこには人間の生命に対する畏敬の念はない。このことは人間が法主体であることを否定すること

---

(18)　川端・前掲注(13)，11頁

ではないのか。

Ⅲ　死による人間の客体化

「人」は法律関係形成の主体である。主体とは行為・作用を他に及ぼすものをいう。この法主体であるべき「人」が既述のように「1990年代以降は、法秩序において規律されるべき客体としての比重が増加している」[19]。客体とは認識や行動の目的となるもので、主観や主体の作用とは独立して存在する。

法秩序のなかで、人間が客体視されることが多くなってきたということは「民法典が制定された時と状況は全く異なっている」[20]ということである。法主体としての人間は死により権利能力を失う。しかし脳の機能が不可逆的に停止し、機能回復の見込は全くないとしても、その者が呼吸し、脈拍が打っている間は、生きているといえるのではないか。つまり脳死状態にある者は未だ法主体のはずではないのか。

人の死亡の時期をどの時点とするかについては既述のように説が分かれている。したがって死期についてどのような立場をとるかによって、その者が権利能力を失う時点が異なってくる。それ故に、脳死の状態にある者の権利能力は存続しているのか喪失しているのかについて見解が分れてくる。脳死の状態にある者は権利能力者であるという立場をとるならば、摘出される臓器について所有権は誰にあるのか、それは遺族にあるのか[21]本人にあるのかが問われる。

(19)　中井・前掲注(1)レジュメ、同頁
(20)　中井・前掲注(1)、同頁
(21)　髙嶌英弘「ヒト由来物質の利用と法」民法学研究会報告レジュメ　2007年12月22日。

脳死の状態にある者を法主体とするならば，その者の臓器移植は命ある者の身体の一部を切りとり移植の対象とすることである。臓器の所有者は脳死の状態ではあるが，生存しているということである。それならば脳死者は未だ法主体であり，臓器の所有権は，その者にあるのである。したがって自己の臓器の摘出に関する決定権は本人が行使すべきものではないのか。

　現在諸外国において行われているように，今後遺体に産業利用物としての市場価値が出てきた場合(22)，問題が生ずるのではないのか。とくに人工的に死の時期が決定できる安楽死は，決定権の行使に不当な関与が出てくるのではないか。臓器移植法は臓器の売買を禁止している（同法11条）。しかしながら水面下では売買が行われていると推測されている。

　臓器移植によって助かる命がある限りこのことを阻止することは至難の技であろう。特に事前に死の時期を操作できる安楽死者の臓器をその対象とすることはきわめて蓋然性が高いといえるのではないのか。

Ⅳ　安楽死に関する民法上の問題点

　安楽死に関する問題は従来，医事法・刑事法の研究対象とされてきた。しかし，今後その他の領域の問題ともなってくるであろう。とくに民法上の問題点について論じる必要がある。

　第1に安楽死は死期を人工的に決定できるのであるから相続について問題が生じるのではないか。たとえば資産を有する患者の妻が「真意を隠蔽して……『かわいそうだから死なせてあげたい』とい

---

(22)　ヨッヘン・タウピッツ，高嶌英弘訳「人間の身体に由来する物質の利用に関する民事上の諸問題」民商法雑誌130-4・5-111，710頁以下参照

う『美しいことば』」で,「老人を死に追い込む」[23]ことはある。この言葉に惑わされた老人の自己決定にもとづく安楽死は真意に基づくものといえるのか。妻の思惑は夫の財産の相続であろうが,脆弱化した思考力では妻の真意を察知できない。

第2に高齢者が治療を続けることで資産を使いはたすならば,医療費に関して子に支払の義務が生じる。子は「親の財産に対して一定の期待を持っている」。したがって,親の「集中治療室における治療がいつまでも続くということになれば……不安になる」。つまり「高齢者の財産の支出に関しては,本人の利益と相続人の利益は対立する」「個人の財産は,その個人の……ために使われるべき」であるが,「治療や介護が長期に亘ると親と子の利益は相反する」[24]。子は医療費の支払を免れるために親が自己の資産を自己の最善の治療に蕩尽する前に安楽死の意思決定をしてほしいという無言の圧力をかけることはあるであろう。これは子の自らの欲望にとらわれた精神的虐待といえるのではないのか。

こうしたケースは家庭内の問題ではあるが,相続や虐待が介在する問題であるから,司法の介入が必要となろう。しかし,この場合の介入は,家族関係の調整であるから司法ソーシャルワーカーの専門性が求められる。

第3に遺体が国際的に商取引の対象となっている現在[25],死者の身体の所有権について今後争いが起こり得る可能性はある。その場合安楽死の自己決定が遺体の商品価値を勘案して促されるという危険性はないのか。つまり遠くない将来,遺体は相続財産となる可

---

(23) 向井承子「高齢社会の序走路で」現代思想30巻7号(2002年)100頁
(24) 大島和夫「高齢者の財産管理」民法学研究会報告レジュメ(2008年3月,22日)11-12頁
(25) 海外では人体は臓器だけではなく毛髪から爪にいたるまで商品化できるものになってきている(ヨッヘン・タウビッツ,高蔦・前掲訳, 711, 712, 728頁

能性がある。その際，遺体の引取について法定相続人の間で争いが生じ規範的解決が必要となってくるのではないか。しかし規範的解決によって問題は解決するのであろうか。

第4に将来死体に商品価値が出てきた場合，遺体の売却を遺言でみとめることにより葬儀費用捻出を目的とする安楽死の意思決定が行われる可能性はないのか。これは公序良俗に反することになろう。これを回避するために司法機関ならびに司法ソーシャルワーカーはどのような方策を立てねばならないのか，それは今後の課題である。

以上は若干の問題点の提示である。この他にも問題は出てくるであろう。上記のような事例は死者にたいして自己の欲望を捨て得なかった遺族の執着である。それが，将来，遺体の商品価値にたいするものにまで増幅されていく可能性があろう。

おわりに

法律家と医師は人間の尊厳を護るためにきわめて重要な役割を担う者である。両者は人間が権利の主体としてその生を全うすることができる制度を構築していく責任がある者である。

脳死者の臓器移植や安楽死は，物体としての人間を対象とするものであり，人間の精神を蔑ろにすることではないのか。患者の言語による意思表示を信じて安楽死を実施することは，本来の人間の欲求を看過して，死期をはやめることになるおそれはないのか。「死の恐怖とはそのまま生への執着である」[26]。臓器移植のように「命の質を選別され片方には死，片方には生を与えられるような複雑怪奇な状況」[27]はあってはならない。「医学者は功ををあせるあまり，結果として医学が進歩すればどんな手段を使ってもよいのではない

---

(26) 向井・前掲注(23)，98頁
(27) 同注(23) 95，96頁

かといった邪道にふみいることが多い」[28]。「安楽死を希望した患者がその後もちなおし1年有余を延命したというケースはいくつかあるのである」[29]。

Ⅳにおいて述べた第1のケースは、妻が苦痛に苛まれている夫を楽にさせてあげたいという表向きの理由で、夫に安楽死をそれとなく促すのは、早期に相続財産を取得するためであろう。それはわが国における結婚制度は、社会保障の代替物としての側面があるからである。

このような場合、安楽死は自然死ではない故に司法機関の介入が必要となろう。介入は制約であるから対象者がこれを受容するとは限らない。しかし夫婦間の人間関係を修復し対象者の内奥を推量し対象者が「共に生きる」という境地に至るために対象者を援助することが必要となろう。こうした「生」を全うするための援助は司法ソーシャルワーカーの専門領域となっていくべきではないのか。

第2のケースは、親の資産は相続したいが医療費は支払いたくないという家族のエゴイズムである。つまり親の資産の目減りを阻止したいだけである。明治民法では「親子関係においては、親中心の思想が強かった」。これが昭和民法により「家族の持つ法の意味が変ってきた」[30]。つまり「儒教の精神が家族法から脱落していった」[31]。これにより家族関係が希薄となり、同じ家族の構成員としての情理が失われた。この事例はその不条理を物語るものである。

第3のケースは家族関係の中に市場原理が持ちこまれたということである。家族関係は急激な変容をとげているが、その人間関係が

---

(28) 前掲注(5)、289頁
(29) 前掲注(5)、297頁
(30) 中川淳「日本の養子制度」第21回アジア家族法三国会議における発表原稿(韓国高麗大学)2007年10月27日、25頁
(31) 中川淳・民法学研究会報告、2008年6月8日

商取引の影響を受けるということは、本来あるべき姿ではない。家族関係は情理を基本とすべきものである。中川のいう「儒教の精神が家族法から脱落していった」ことにもよろうが、人間の生命を商取引の対象とすることは市場原理の思いあがりである。

臓器移植、安楽死、尊厳死を実施することは、患者や家族からどのような要請があろうとも、人間としての「分」を越えたことであり、「医学の敗北」[32]である。

死の操作は、患者のためにではなく、親族の利益に副うものとなり得る。一方で、回復の見込のない患者の早期の死は、公の側からいえば医療費・介護サービスの支出の抑制となる。

それは「益なき者」は切り捨てるということである。このことは「人間そのもの」を市場原理の中に組み込んでいくということである。そのプロセスにおいて安楽死等を合法化しようとしているのであろう。

司法福祉は、人間が「生」を全うすることを基本理念とするものである。死の操作はこの理念に対立するものである。従来、司法福祉の分野には、死の操作による人間の存在そのものへの冒瀆に対する取り組みはなされてこなかった。しかし、市場原理が跋扈し、人間の生死を操っている現在、司法福祉はその基本理念に基づき、これを阻止し、法主体としての人間の尊厳を護るために、その対象領域を拡大していかねばならないであろう。

(桑原　洋子)

---

(32)　前掲注(5)、289頁

あとがき
―― 福祉とその拡大領域への対応 ――

　本書は「終末期の保健福祉」について，領域を異にする研究者が各自の専門的立場から問題を提起したものである。

　社会福祉・社会保障法学は，従来，生きている人間を対象として研究を行ってきた。そのいずれの分野においても，生命ある者を対象としてきたのである。

　今回，本書においては，人間が回避し得ない「死」を研究対象とした。

　この問題を社会保障法学，医事法学，医学，看護学，保健学，社会福祉学，司法福祉学等，多くの視座から連携して，検討を行ったのである。その中で「生」と「死」の狭間にある者に研究対象を拡大した。

　「死」という人間が必ず直面しなければならない事象に焦点をあて，異なる学問領域のそれぞれの方法でこの問題にアプローチをし，分析を行ったのである。これは，すべての人間がいつか向かい合わねばならない，「死」という共通の問題に対峙したということである。

　このことは，福祉の対象領域を拡大し，人間が如何に生きるかについての問題を提起したものと考える。

　　平成20年8月

　　　　　　　　　　　　　　　　　　　　　　　桑原洋子

【編著者】

佐藤　進（さとう　すすむ）　日本女子大学名誉教授
　　　　　　　　　　　　　　新潟青陵大学名誉教授

桑原　洋子（くわはら　ようこ）　四天王寺国際仏教大学教授

【執筆者】（執筆順）

金川　琢雄（かながわ　たくお）　金沢医科大学名誉教授

齋藤　尚子（さいとう　なおこ）　高野山大学非常勤講師

圓山　誓信（まるやま　せいしん）　高槻赤十字病院　がん相談支援センター医師

金子　史代（かねこ　ふみよ）　新潟青陵大学教授

中村　悦子（なかむら　えつこ）　新潟青陵大学教授

佐々木祐子（ささき　ゆうこ）　新潟青陵大学講師

終末期の保健福祉

2008年9月20日　第1版第1刷発行
9173-0102

編　者　　佐　藤　　　進
　　　　　桑　原　洋　子
発行者　　今　井　　　貴
発行所　　株式会社　信山社
〒113-0033 東京都文京区本郷 6-2-9-102
電　話　03(3818)1019
ＦＡＸ　03(3818)0344
制作：編集工房 INABA

©著者, 2008. Printed in Japan　印刷・製本／松澤印刷
ISBN978-4-7972-9173-5　C3332

NDC分類328.650

【新刊】

◇ 人の法と医の倫理 ◇

唄孝一先生賀寿

…医師にとって患者はone of themであるのに対し、患者はone of one…

【編集代表】湯沢雍彦・宇都木伸
【執筆者】家永登・石井美智子・佐藤良雄・清水誠・竹下史郎・水野紀子・湯沢雍彦・飯塚和之・宇都木伸・塚本泰司・富田清美・服部篤美・丸山英二・宮下毅・甲斐克則・坂上正道・白井泰子・西三郎・平林勝政・福間誠之・増井徹・光石忠敬・広中俊雄（掲載順）

A5判変

二〇〇三年十一月に文化功労者に選ばれた唄孝一先生へ贈られた論文集。家族法学の発展に寄与し、「インフォームド・コンセント」概念を広め、医事法学に先駆的な道筋を示した先生から学問的刺激を受けた多彩な執筆人が、医療や家族をテーマに、法や倫理をめぐる問題を鋭く論考する。

本体：¥25,000（税抜）